DIE TUBERKULOSE UND IHRE GRENZGEBIETE
IN EINZELDARSTELLUNGEN
BEIHEFTE ZU DEN BEITRÄGEN ZUR KLINIK DER TUBERKULOSE UND
SPEZIFISCHEN TUBERKULOSEFORSCHUNG
HERAUSGEGEBEN VON
L. BRAUER - HAMBURG UND H. ULRICI - SOMMERFELD
BAND 2

DIE BRONCHIEKTASIEN IM KINDESALTER

VON

DR. O. WIESE

CHEFARZT DER KAISER WILHELM-KINDERHEILSTÄTTE
BEI LANDESHUT I. SCHLES.

MIT 86 ABBILDUNGEN

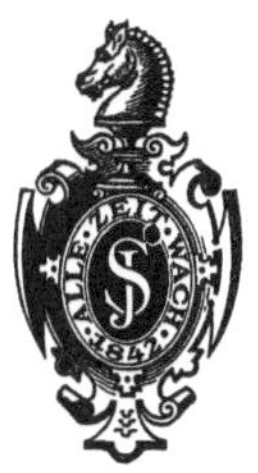

BERLIN
VERLAG VON JULIUS SPRINGER
1927

ISBN-13:978-3-642-88945-5   e-ISBN-13:978-3-642-90800-2
DOI: 10.1007/978-3-642-90800-2

Vorwort.

Die Bronchiektasien und ihre Vorläufer im Kindesalter sind ein bisher verhältnismäßig wenig beachtetes Krankheitsbild. Ihr Vorkommen ist aber erheblich häufiger, als nach den Mitteilungen und Hinweisen in der Literatur zu erwarten wäre.

Das große klinische Material, das aus verschiedensten Teilen des Reiches in der Kaiser Wilhelm-Kinderheilstätte zusammen kommt, drängte mich im Laufe der Jahre immer mehr dazu, eine kurze Darstellung des Themas zu geben. Dies auch schon deswegen, weil mir immer wieder auffiel, wie selten eigentlich in den in Betracht kommenden Fällen die richtige Diagnose gestellt wurde. —

So mag die Monographie in bescheidenem Maße dazu beitragen, die Kenntnis und Beurteilung des so wichtigen und folgenschweren Krankheits-bildes zu fördern.

Es sei mir gestattet, auch an dieser Stelle meinen besonderen Dank auszusprechen: Herrn Prosektor Dr. LOESCHCKE-Mannheim für das liebenswürdige Zurverfügungstellen schwer zugänglichen pathologisch-anatomischen Materials, sowie meinem Oberarzt, Herrn Dr. HINDERSIN, für die wertvolle Hilfe bei den intrabronchialen Jodölfüllungen.

Landeshut (Schles.), im Frühjahr 1927.

OTTO WIESE.

Inhaltsverzeichnis.

Einleitung.

Der Bedeutung der Bronchiektasien im Kindesalter ist bisher nicht die Beachtung zuteil geworden, die dies wichtige Krankheitsbild erfordert. Die Erkrankung ist häufiger, als gemeinhin angenommen wird und nicht mit Unrecht wird sie als „Kinderkrankheit" (BRAUER) bezeichnet. Wie wir bei der Tuberkulose von einer Kinderkrankheit sprechen (BEHRING, SCHLOSSMANN), so können wir auch bezüglich der Bronchiektasien sagen, daß sich das spätere Schicksal des Erwachsenen oft in der Jugend, ja schon in früher Kindheit entscheidet (HEUBNER).

Es ist ein lange nicht genug gewürdigtes und leider fast ganz vergessenes Verdienst von VOGT, schon vor 15 Jahren darauf hingewiesen zu haben, „daß mindestens ein ganz erheblicher Bruchteil der Fälle von Bronchiektasie, die wir bei Erwachsenen beobachten können, wenn nicht die meisten, mit ihrer ersten Entstehung in das Kindesalter zurückreicht. Es wird sich nur darum handeln, die wahre Natur dieser Fälle schon in ihren ersten Anfängen zu erkennen".

Der von BRAUER auf dem Kongreß für innere Medizin 1925 in seinem großen Bronchiektasenreferat geäußerte Wunsch, dem Krankheitsbilde mehr Aufmerksamkeit zu schenken, die Erfahrungen auch an Kindern, über die die Literatur nur verhältnismäßig spärlich berichtet, mitzuteilen, haben mich veranlaßt, in großen Zügen unter möglichster Berücksichtigung der Literatur, an Hand unseres Materials von über 100 Fällen einen zusammenfassenden Bericht über den derzeitigen Stand der Bronchiektasienfrage im Kindesalter zu geben. Vergleiche und Beobachtungen am Erwachsenen können dabei nicht übergangen werden.

Vorweg sei bemerkt, daß aus meinem Material alle die Fälle ausgeschieden sind, bei denen sich bronchiektatische Veränderungen sekundär auf dem Boden einer sicheren tuberkulösen Veränderung entwickelten.

Die Darstellung wird ergeben, daß in der Frage der Pathogenese und Klinik wohl vielfach weitgehende Übereinstimmung herrscht, daß aber ebenso des öfteren erhebliche Meinungsverschiedenheiten einander entgegenstehen, daß sich weiter über eine Reihe von Fragen noch Unklarheiten finden und für die Zukunft eine Anzahl Themen auf diesem Gebiet noch eingehender Bearbeitung harrt.

Es kann daher wohl eine Erörterung des bisherigen „Wissens" und der vorhandenen Beobachtungen statthaben, ein abschließendes Urteil aber nicht immer gefällt werden. ·

Es ist kein Zweifel darüber, daß in einer sehr großen Zahl später ausgesprochener Bronchiektasenfälle die ersten Anfänge schon in das frühe Kindesalter zurückgehen. Darüber herrscht weitgehende Übereinstimmung (BRAUER, SAUERBRUCH, VOGT, BRÜNECKE, KLARE u. a.).

Während man den Fällen von *„angeborenen"* Bronchiektasien zum Teil skeptisch gegenübersteht, in der Mehrheit ihre große Seltenheit betonend, stehen sich bei pathologischen Anatomen und Klinikern bezüglich der Deutung der Entstehungsart der *erworbenen* Bronchialerweiterungen zwei Hauptgruppen gegenüber.

1. Angeborene Bronchiektasien.

Zunächst die *kongenitalen* Bronchiektasen. RIBBERT bezeichnet als *fetale* Bronchiektasen solche, die auf die Embryonalzeit zurückgeführt werden müssen; als *atelektatische* diejenigen, die aus der ersten Zeit des extrauterinen Lebens stammen. Derartige Bronchialveränderungen erstrecken sich meist über einen ganzen Lungenlappen, die ganze Lunge oder auch beide Lungen in ganzer Ausdehnung.

Nicht selten erfolgt ihre Feststellung erst beim Erwachsenen, da sie — zumal bei geringerem Umfange — beim Kinde oft keine Erscheinungen machen; aber noch im Erwachsenenalter ist nach RIBBERT der Befund charakteristisch. Derartige Bronchiektasen wurden pathologisch-anatomisch sowohl bei Totgeborenen wie bei Feten wie auch bei wenige Monate alten Kindern nachgewiesen. Die Größe der Höhlen kann zwischen 1—2 mm und Hühnereigröße schwanken.

Die Erklärungsversuche über die Ursache und Pathogenese kongenital bedingter Bronchiektasien sind heute noch derart verschieden, daß sich bestimmte Richtlinien nicht geben lassen. In vielen Fällen liegt nach HUETER offenbar eine *Entwicklungshemmung des Bronchialbaumes* vor. Setzt diese in einem früheren Stadium ein, werden also nur die großen Bronchien ausgebildet, so entstehen zwar nur wenige, dafür aber um so größere, oft einen ganzen Lappen einnehmende Hohlräume (Sacklunge), ist die Entwicklung des Bronchialbaumes aber schon weiter vorgeschritten, so sind die entstehenden Hohlräume kleine und zahlreiche (Wabenlunge). Neben diesen direkten Entwicklungsstörungen werden aber auch noch andere Momente für die Entstehung angeborener Bronchiektasen geltend gemacht; so nimmt PEISER eine angeborene Schwäche der Bronchialwände als Ursache der bronchialen Erweiterungen an, während ARNHEIM sie als eine Mißbildung ansieht. Auch die bei Lues congenita beobachteten Hemmungsbildungen in den Lungen sind ätiologisch herangezogen worden (SANDOZ).

Außer diesen im Bronchialsystem sich abspielenden Veränderungen wurde von WOLLMANN zuerst auf die Bedeutung der *Agenesie der Lunge* für die Entstehung kongenitaler Bronchiektasen hingewiesen. Es handelt sich dabei nicht um einen primären Bildungsfehler der Bronchien, sondern um eine fehlende oder *mangelhafte Bildung der Alveolen.* Durch die Aplasie werden die normalen Wachstumswiderstände aufgehoben, das Wachstum der Bronchien geschieht in abnormer Richtung, sie werden abnorm weit. HUETER bezeichnet diese Art von Bronchiektasien als die „aplastische" Form.

Gewissermaßen als Übergangsform wären dann noch die aus einer *fetalen Atelektase* hervorgehenden Bronchiektasen zu nennen, welche dadurch entstehen, daß nach der Geburt bestimmte Lungenabschnitte nicht zur normalen Entfaltung kommen und die zugehörigen Bronchien nicht erweitert werden. Strenggenommen gehört diese nach der Geburt entstehende, mit der Bezeichnung „atelektatische" *Bronchiektasie* belegte Form, nicht mehr zu den kongenitalen Bronchialerweiterungen. Sie scheint überhaupt einen seltenen Befund darzustellen; die Frage, ob es sich hierbei um eine fétale Atelektase oder um einen erst im späteren Leben eingetretenen Lungenkollaps handelt, ist meist sehr schwer zu entscheiden.

Auch RIBBERT nimmt für die kongenitalen Bronchiektasen eine „komplizierte Wachstumsstörung" an. Die Untersuchungen IVAR BROMANNs über die Lungenentwicklung: „Wann und wie entsteht das definitive Lungenparenchym?" wie die „Bemerkungen zur Physiologie des Lungengewebes" ASCHOFFs werden dazu ebenso Richtlinien für weitere Forschungen geben wie auch zu der Frage, ob die *erworbenen* Bronchiektasen eine bestimmte Disposition für ihr Entstehen voraussetzen. L. F. MEYER spricht davon, daß sich angeborene Minderwertigkeit manchmal auch auf ein einzelnes Organ beschränken kann und daß derartige familiäre Dispositionen z. B. auch von den Bronchien bekannt sind.

Ein ausgesprochenes Überwiegen bestimmter Konstitutionstypen konnte ich bei unserem Material nicht feststellen.

BRÜNECKE weist bei der Frage nach der „Erbanlage des Betroffenen" darauf hin, „daß sich in der Familienanamnese" seiner Fälle „Lungenerkrankungen der Eltern allerdings verhältnismäßig recht häufig finden", hält aber die Zahl der Fälle für bindende Schlüsse zu klein.

Einer „isolierten Organminderwertigkeit", einer „débilité bronchique" mißt vom konstitutionellen Gesichtspunkte aus LEDERER besonderen Wert bei, unter Hinweis auf die anatomischen Befunde ORTHs. Sie soll besonders häufig vorkommen, wenn beide Eltern an chronischen Erkrankungen des Respirationsapparates litten. Die Anamnesen meiner eigenen Beobachtungen ergaben in dieser Richtung kein einheitliches Bild; sie sind auch in der Möglichkeit der Erhebung *zuverlässiger* diesbezüglicher Angaben zu ungenau, als daß sie für die Beurteilung einer derartig schwierigen und wichtigen Frage als Unterlage benutzt werden könnten. Vielleicht ergibt sich hierfür in weiter Zukunft zuverlässigeres Material nach Ausbau einer exakten Familienforschung, auf Grund sorgfältig geführter „Gesundheitsbogen" u. a. m.

Aufgefallen ist mir unter meinen Fällen, daß die an Bronchiektasie erkrankten Kinder recht häufig in einer Reihe von mehreren Geschwistern die jüngeren, später geborenen waren. Wieweit das mit einer angeborenen minderwertigen Gewebsveranlagung in Zusammenhang zu bringen wäre, muß ich offen lassen; ein Beweis läßt sich für diese Ursache vorerst nicht erbringen, hier soll daher lediglich die immerhin auffällige Beobachtung vermerkt werden.

Die Entstehung der atelektatischen Bronchiektasien wird von RIBBERT so erklärt, daß sich das atelektatische Lungengewebe indurativ umwandelt und der „auf der Bronchialinnenfläche lastende Luftdruck die Kanäle ausdehnt".

Das pathologisch-anatomische typische Unterscheidungsmerkmal beider „angeborener" Formen von den später erworbenen Bronchiektasien ist das völlige Fehlen oder nur auffallend geringe Vorhandensein einer Anthrakose (RIBBERT). Nach BRUGSCH und FRÄNKEL kann aber auch durch sekundären Pigmentschwund die gelbweiße Farbe und pigmentloses Aussehen solcher Lungenabschnitte zustande kommen.

Unter meinem Material ist ein Fall (12jähr. Mädchen), bei dem nach Anamnese, klinischem und Röntgenbefund (zentral in Hilusnähe rechts Röntgenbild einer

scharfen, außerordentlich stark ausgeprägten Wabenzeichnung in Handteller-
größe) mit großer Wahrscheinlichkeit ein kongenitaler Ursprung angenommen
werden kann.

LANGSTEIN hält Bronchiektasien auf der Basis angeborener Atelektasen
für selten. Nach DUKEN ist die Frage offen, ob nicht die chronische Bronchitis
sich erst auf dem Boden einer Gewebsschwäche, die eine funktionelle Erweiterung der Bronchien verursacht, festsetzt, also das sekundäre und nicht das
primäre Element darstellt; in der Anamnese soll in solchen Fällen die chronische
Bronchitis häufig fehlen!

SAUERBRUCH bemerkt in gleichem Sinne: „Was wir als Ursache der Bronchiektasienbildung anzusehen gewohnt sind, die chronischen rezidivierenden

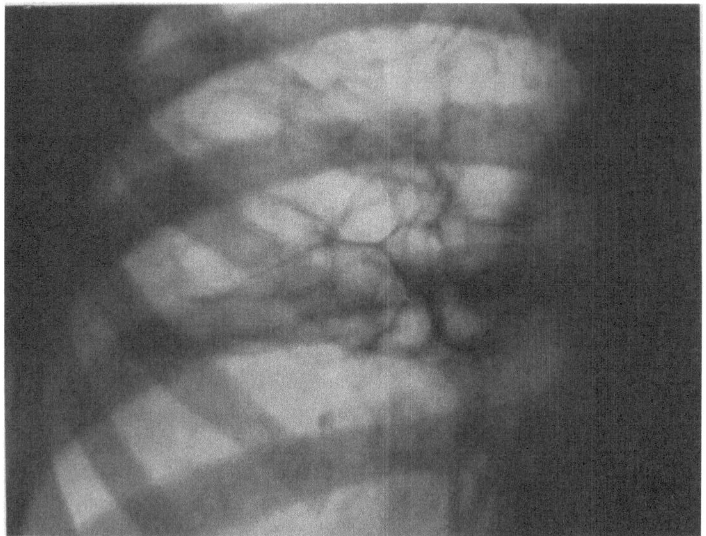

Abb. 1. Wabenzeichnung im rechten Hilusgebiet.

Katarrhe, sind bereits der Ausdruck bestehender Höhleneiterung". In der
französischen Literatur begegnen wir in diesem Zusammenhange dem Begriff
der „idiopathischen Bronchiektasen". Einen typischen Fall angeborener Bronchiektasie schildert u. a. HEUBNER in seinem bekannten Lehrbuch; er bezeichnet
aber ihr Vorkommen als „Rarität", während SAUERBRUCH sagt, „daß viel
häufiger, als man früher glaubte, die Erweiterungen kongenitalen Ursprungs
sind". Auch KISSLING äußert sich ähnlich, ebenso BORST. Letzterer auf Grund
seiner Untersuchungen an Soldaten im Kriege.

Nach SAUERBRUCH (Tagung der Deutschen Gesellschaft für Chirurgie, Berlin,
20.—23. IV. 1927) ist das Hindernis für die Entfaltung der Lunge auf der linken
Seite die besondere Lage des CUVIERschen Ganges; seiner Ansicht nach sind
Bronchuscysten und Bronchiektasen grundsätzlich dasselbe. CLAIRMONT will
an der Hand der Beschreibung eines Falles von „geschlossener intrapulmonaler
Bronchuscyste" diesen Krankheitsbegriff von dem der Bronchiektasie getrennt
wissen! Erst kürzlich beschrieb C. DE LANGE einen Fall von „angeborener
Cystenlunge und agenetischen Bronchiektasen" (Nederlandsch tijdschr. v.

geneesk. 1926, Nr. 24) und E. Burghard schilderte den Befund einer „hochgradigen Verlagerung des Mediastinums beim Säugling infolge kongenitaler Bronchiektasen im linken Oberlappen (Fortschr. d. Röntgenstr. Bd. 34, H. 3).

Die Mehrzahl der pathologischen Anatomen steht aber auf dem Standpunkt, daß kongenitale Bronchiektasen ein selteneres Vorkommnis darstellen.

Todgeburt[1]). *Sektionsbefund* (Auszug): Bei Eröffnung der Brusthöhle ist der rechte Brustraum mit Luft gefüllt, der linke zeigt normale Verhältnisse. Das Mediastinum ist nach hinten verbreitert, der Herzbeutel prall gespannt, mit Luft und wäßriger Flüssigkeit gefüllt. Beide Lungen zeigen über den Spitzen Luftfüllung, die Unterlappen sind atelektatisch. Im rechten Unterlappen sieht man zahlreiche große schleimgefüllte Hohlräume innerhalb des Lungengewebes. Auf Einschneiden entleeren diese Räume Schleim,

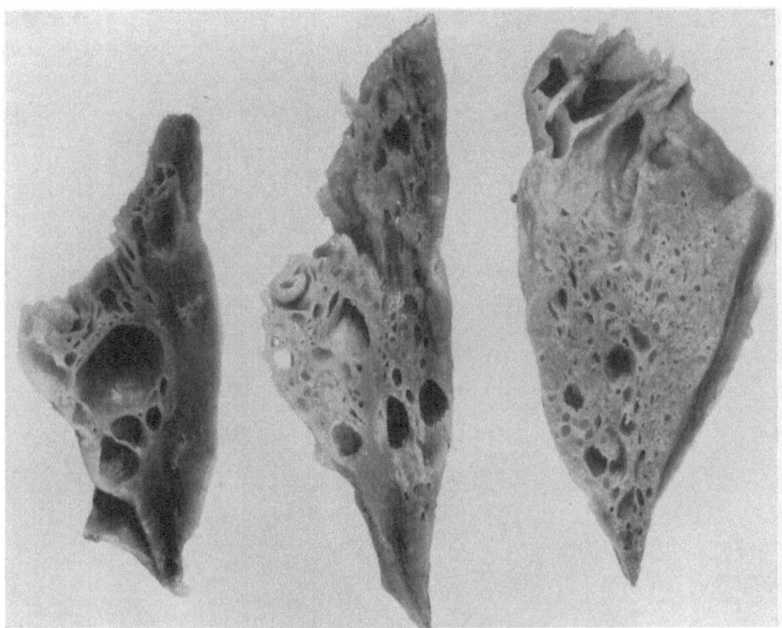

Abb. 2. Kongenitale Bronchiektasien.

sie enthalten keine Luft (s. Abb. 2). An den Bronchien und der Luftröhre ist nichts Krankhaftes festzustellen.

Pathologisch-anatomische Diagnose: Hochgradiger Pneumothorax rechts mit Verdrängungserscheinungen. Pneumoperikard. *Kongenitale Bronchiektasien im rechten Unterlappen.*

Histologisch zeigen diese Hohlräume einen Wandbelag von Cylinderepithel. Innerhalb der Wandung selbst finden sich neben zarten Bindegewebszügen äußerst spärliche Reste glatter Muskulatur, elastischer Fasern und vereinzelte Knorpelspangen. Zwischen den Hohlräumen liegen an verschiedenen Stellen Inseln normal entwickelten, aber atelektatischen Lungenparenchyms (s. Abb. 3).

Es handelt sich hierbei um einen typischen Fall von sog. „Wabenlunge“, bei der die Bronchialentwicklung und mit ihr die Alveolaraussprossung in einem gewissen Stadium sistiert hat. Die gröberen und mittleren Bronchien sind

---

[1]) Der Fall wurde mir freundlicherweise von Prosektor Dr. Loeschcke, Mannheim aus seiner Sammlung zur Verfügung gestellt.

zwar noch zur vollen Entwicklung gelangt, von da ab hat die dichotomische Unterteilung aufgehört. Zwischen den cystisch erweiterten Bronchialendigungen liegen Inseln regelrecht entwickelten Lungenparenchyms.

Nach BORD zeigt sich das *kongenitale* der Erweiterungen in einer Gewebsschwäche, die ohne die Notwendigkeit des Auftretens anormaler Druckverhältnisse im Laufe des Lebens zur Entwicklung der Krankheit führt. Diese bleibt lange unbemerkt und schreitet langsam fort; erst wenn stärkerer Husten auf-

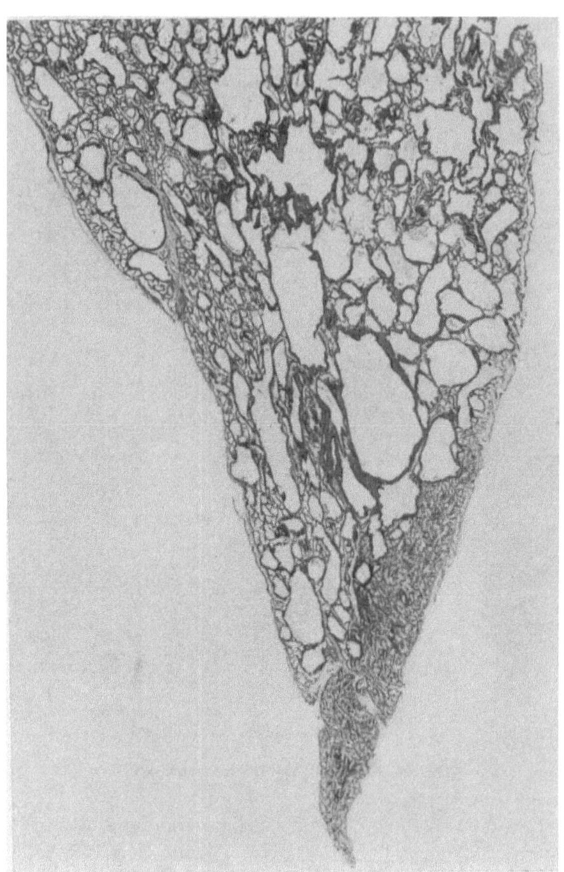

Abb. 3. Histologischer Befund zu Abb. 2.

tritt, der dann zu sekundären Entzündungen führt, tritt die Erkrankung in ein beachtetes Stadium.

Charakteristisch für die idiopathischen Bronchialerweiterungen sind wechselnde Perioden von schmerzhafter Störung und vollkommener Latenz. Cyanose und Trommelschlegelfinger treten erst dann auf, wenn zu den Läsionen eine Erweiterung der Gefäße hinzutritt.

Nach LEDERER kommen ursächlich für die *angeborene Atelektase* als Vorstufe der Bronchiektasie in Betracht: Bei der Mutter: Störungen der placentaren Zirkulation durch Wehenanomalien, Beeinträchtigung der Respiration und Zirkulation durch zu geringen Sauerstoffgehalt des mütterlichen Blutes bei

Lungenkrankheiten, Herzfehlern, durch mangelhafte Füllung des placentaren Kreislaufs und sinkenden Blutdruck bei starken Blutverlusten oder Tod; beim Fetus spricht er als Ursache an: Placentalösung, Kompression der Nabelschnur, gesteigerten Hirndruck. KAUFMANN unterscheidet bei den kongenitalen Formen eine agenetische (HELLER) und eine atelektatische und erklärt erstere als durch eine Entwicklungshemmung der Alveolarträubchen bedingt (s. o.); der Bronchialbaum ist dabei entwickelt, das Lungengewebe kann sich aber nicht mit Luft füllen, die Bronchien erweitern sich. Beobachtet sind auch kongenitale Cystenlungen, sog. „Sacklungen" (s. o.). STOERK sieht die „blasigen Mißbildungen der Lunge" als Neoplasien an und spricht von einem „cystischen fetalen Bronchialadenom", BIERMER und HEUBNER von „vacuoles pulmonaires", HELLER lehnt die Vermutung der Mißbildung in solchen Fällen aber ab; nach seiner Meinung handelt es sich dabei um sekundäre Veränderungen atelektatischer Lungen, die nach dem Partus in diesem Zustande verharren durch Veröden der Alveolen und Hypertrophie der Bronchien. „Muskuläre Lungencirrhose" nennt DAVIDSOHN eine auffallende Verdickung der Muscularis.

VIRCHOW und KLEBS haben eine im makroskopischen Aussehen mit der fetalen Bronchiektasie übereinstimmende kongenitale Veränderung der Lunge auf eine Erweiterung von Lymphgefäßen zurückgeführt (zit. nach KAUFMANN). GRAWITZ trennt die Bronchiectasia universalis mit gleichmäßiger Erweiterung des Hauptbronchus und *aller* Abzweigungen von der Bronchiectasia teleangiectatica mit *teilweiser* Erweiterung bestimmter Bronchialbaumgebiete.

Nach meinen eigenen Beobachtungen möchte ich trotz aller vorstehender Mitteilungen das Vorkommen kongenitaler Bronchiektasen für relativ selten halten. Das Zurückverfolgen des Krankheitsbildes bis in die früheste Kindheit erfordert vorsichtige Kritik der anamnestischen Angaben; sie können nicht ohne weiteres *allein* für den kongenitalen Ursprung Beweiskraft haben. Beweisend sind hier nur sichere pathologisch-anatomische und histologische Nachweise. Die BRAUERsche Auffassung ist wohl durchaus zutreffend, daß *alle Arten „angeborener Anomalien" im Bronchialbaum nicht „in irgendwie nennenswerter Zahl die Basis abgeben für das spätere Bild der Bronchiektasen".* Bei eingehender Prüfung der Vorgeschichte kommen wir „entweder rückschauend in ein Dunkel" (BRAUER) oder wir finden, wie das an unserem Material noch gezeigt werden soll, Erkrankungen, die die Entwicklung von Bronchialerweiterungen genügend erklären.

LEDERER hat eine Reihe von Fällen chronischer Pneumonie im Säuglingsalter beschrieben, an denen er nachwies, wie schon in den allerersten Monaten nach Pneumonien hochgradigste, bindegewebige Indurationen mit schwersten Schrumpfungsprozessen und Hineinwachsen dicker bindegewebiger Schwielen von der Pleura zwischen die einzelnen Lungenlappen sich entwickeln können.

HEUBNER sah schon bei Kindern um die Mitte des ersten Lebensjahres, ausgesprochener am Leichenbefund eines zweijährigen Kindes nach 2—3 Monate dauernder Bronchopneumonie Bronchiektasien entstehen, vermutet allerdings bei diesem Falle „angeborene Schwäche der Bronchialwand". Die Deutung, ob angeboren, ob erworben ist in späteren Jahren für den pathologischen Anatomen auch deswegen so schwierig, weil das Hinzutreten von Komplikationen, Veränderungen des umgebenden Lungengewebes und der Pleura das Bild wesentlich verändern.

2. Erworbene Bronchiektasien.

In der Auffassung der *Genese der erworbenen Bronchiektasen* stehen sich heute noch zwei Gruppen gegenüber.

Gemeinsam ist beiden die Auffassung von der *grundlegenden Bedeutung einer Wandschädigung der Bronchien.* Während aber die einen (RIBBERT, BRAUER, KLARE, BRÜNECKE, PILTZ u. a.) als das Primäre *nur* intrapulmonale Ursachen gelten lassen, messen die anderen Pleuraveränderungen eine entscheidende Mitwirkung zu (BEITZKE, HOFFMANN, SCHRÖDER, FEER, SIMON und REDEKER, ENGEL). So nimmt z. B. FEER als Folge der Schrumpfung einen „inspiratorischen Zug" auf die Bronchialwand an. Bei den von PILTZ untersuchten Fällen erwies sich die Bronchialwand im wesentlichen *primär* geschädigt, nicht erst infolge krankhafter Veränderungen des umgebenden Lungengewebes.

Die *erworbenen* Bronchiektasien sind die Folge chronisch verlaufender entzündlicher Veränderungen, in Sonderheit pneumonischer Prozesse im Gefolge der akuten Infektionskrankheiten.

Das Epithel der Bronchien geht zugrunde, es kommt zu einer Eiterung (Durchsetzung der Bronchialwand mit polynucleären Leukocyten, an deren Stelle später lymphocytäre Infiltration tritt); die Wand kann durch Nekrose zugrunde gehen (HART). Sehr instruktiv hierzu sind auch die Mitteilungen der pathologischen Anatomen aus der Zeit der letzten großen Influenzapandemie (MARCHAND, ASKANAZY, HÜBSCHMANN u. a.). DUKEN weist besonders auf die Untersuchungen WÄTJENs über die Pathologie der trachealen Schleimdrüsen und ihre Wichtigkeit für die Bronchiektasenfrage hin (s. WÄTJEN in Zieglers Beitr. z. pathol. Anat. u. z. allg. Pathol. Bd. 68). Die Mitbeteiligung der Schleimdrüsen an Entzündungsprozessen der Trachea und der Bronchien drückt sich in ihrer funktionellen Insuffizienz aus. Durch den Ausfall einer wichtigen Schutzvorrichtung wird die Widerstandsfähigkeit der Schleimhaut selbst herabgesetzt. „Neben einer Sekretstauung kann eine dabei auftretende Veränderung des Schleimes in seiner chemischen Zusammensetzung für die Bakterieninvasion in die Drüse begünstigend wirken" (WÄTJEN). WÄTJEN konnte in seinen Untersuchungen bestätigen, daß Bakterien in *normal* arbeitende Schleimdrüsen *nicht* eindringen, dagegen in solche, die in ihrer Funktionstüchtigkeit durch Erkrankungen, u. a. Grippe, gelitten haben.

Besonders hingewiesen sei auch auf die BOSSERTschen „anatomischen Untersuchungen chronischer Lungenerkrankungen infolge Influenza" an Kindern. Nach BOSSERT besteht eine weitgehende Übereinstimmung der anatomischen Veränderungen nach Influenza mit denen nach Masern und gleich schlechte Heilungsaussichten, „wenigstens beim Kleinkinde". „Nach RIBBERT bleibt es meist bei den infiltrierenden Prozessen im Verein mit Untergang der muskulären Elemente und der elastischen Fasern, Verschwinden der Drüsen und Einschmelzung der Knorpel. Es folgt die Neubildung fixer Bindegewebszellen, von Fibroblasten, und Entwicklung weiter, blutreicher Gefäße; die anfangs dünne Wand wird dicker und fester. WÄTJEN hat auf Plasmazellenanhäufungen in der Wand der Bronchien bei Masern- und Keuchhustenpneumonien besonders hingewiesen und diese Infiltrate als Ursache der Zerstörung der elastischen Fasern angesprochen. SCHMORL sah Ähnliches bei schweren Grippeerkrankungen.

Die Wand verliert mit ihrer Elastizität die Fähigkeit, dem Luftdruck zu widerstehen, sie gibt nach, das Lumen weitet sich, es entsteht die Bronchiektasie.

Nach SCHRÖDER muß „als Ursache der bronchiektatischen Erweiterungen unbedingt außer einer Entzündung der Bronchialschleimhaut noch das Moment der mechanischen Erweiterung durch gesteigerten intrabronchialen Druck hinzukommen“. Die Ansichten darüber sind geteilt (s. u. a. BRAUER, der dies bezweifelt). Grundlegende Bedeutung hat aber immer die entzündliche Erkrankung der Bronchuswand und der damit verbundene Elastizitätsverlust.

Auch die bindegewebige Verdichtung der Wand hebt die Erweiterung nicht auf, zumal ebenfalls das umgebende Lungenparenchym durch die entzündlichen Veränderungen seine Eigenschaft als „elastisches Polster für die Bronchialwand“ (RIBBERT) erheblich eingebüßt hat.

RIBBERT und HART nehmen als das wirksame bei der Entstehung der Bronchialektasie somit „die Widerstandsherabsetzung“ der Bronchialwand an. Durch Schrumpfung des zunächst jugendlichen Bindegewebes entsteht auf dem geschädigten Bronchus ein immer stärker werdender Narbenzug (vgl. die Untersuchungen von KOWITZ an dem Material TENDELOOs, zit. bei BRAUER).

Nach KOWITZ kommt es auch schon nach *kurzer* Krankheitsdauer (10 Tage) zur Vermehrung des peribronchialen Bindegewebes, auch bei Fällen ohne Pleurabeteiligung, und zur Bildung schrumpfender Bindegewebszüge radiär, zirkulär und longitudinal zum Bronchus.

Eine Entwicklung von Bronchiektasien durch dehnenden Pleuraschwartenzug lehnt RIBBERT ab, während andere (z. B. HOFFMANN, SCHRÖDER u. a.) die Möglichkeit bejahen.

Die Dilatation nimmt immer mehr zu, es kommt zu Sekretstagnationen, die als starker Entzündungsreiz wirken, und weiterhin zur Bildung sackförmiger Bronchiektasen. Schon im frühen Kindesalter sind überraschend große Höhlenbildungen beobachtet. Von den sekretgefüllten Bronchialerweiterungen kommt es zu pneumonischen Entzündungen im umgebenden Lungengewebe wie auch bei schlechter Expektoration zur Aspiration in benachbarte Bronchialäste und neuen Erkrankungen.

Das umgebende Lungengewebe kann nach Rückgang der pneumonischen Prozesse wieder lufthaltig oder aber überall in „eine derbfaserige Substanz“ (RIBBERT) umgewandelt werden. Die Bronchiektasen können so weit und zahlreich werden, daß von einer „Wabenlunge“ (PEISER) gesprochen wird. HEUBNER schildert den Befund folgendermaßen:

„Der Lungenlappen selbst ist verkleinert, geschrumpft, luftleer und von grauen oder weißlichen Streifen durchzogen, die aus narbigem Bindegewebe bestehen. Dieses läuft den Bronchien und Gefäßen entlang. Das zwischenliegende Lungengewebe ist luftleer und schlaff. Was aber der Affektion den besonderen Stempel aufdrückt, ist die zylindrische, selten und nur bei älteren Kindern sackige Erweiterung aller oder wenigstens vieler diese geschrumpfte Lunge durchziehender Bronchien“. „Auf dem Querschnitt (s. Abb. 4) sieht die Lunge siebartig von einer Menge ziemlich nahe aneinander liegender offener Lumina durchbrochen aus. Diese Bronchiektasien sind mit einem eitrigen Schleim gefüllt, dem Sekret ihrer Wandbekleidung, wenn sie auch teilweise ihres Epithels verlustig gegangen sind und einzelne auf dünnen Schnitten wie erweiterte Alveolengruppen aussehen können.

Nach Schröder ist die Schleimhaut der Höhlen immer erkrankt, hyper- oder atrophisch, sehr gefäßreich, das Flimmerepithel ist zu Plattenepithel geworden.

„Verfolgt man aber solche Hohlraumquerschnitte an Serien, so kann man da und dort noch sehr wohl die Schleimhautreste wahrnehmen. Die übrige Lunge befindet sich je nach der terminalen Erkrankung in frisch pneumonischem oder in bronchitischem oder auch tuberkulösem Zustand" (Heubner).

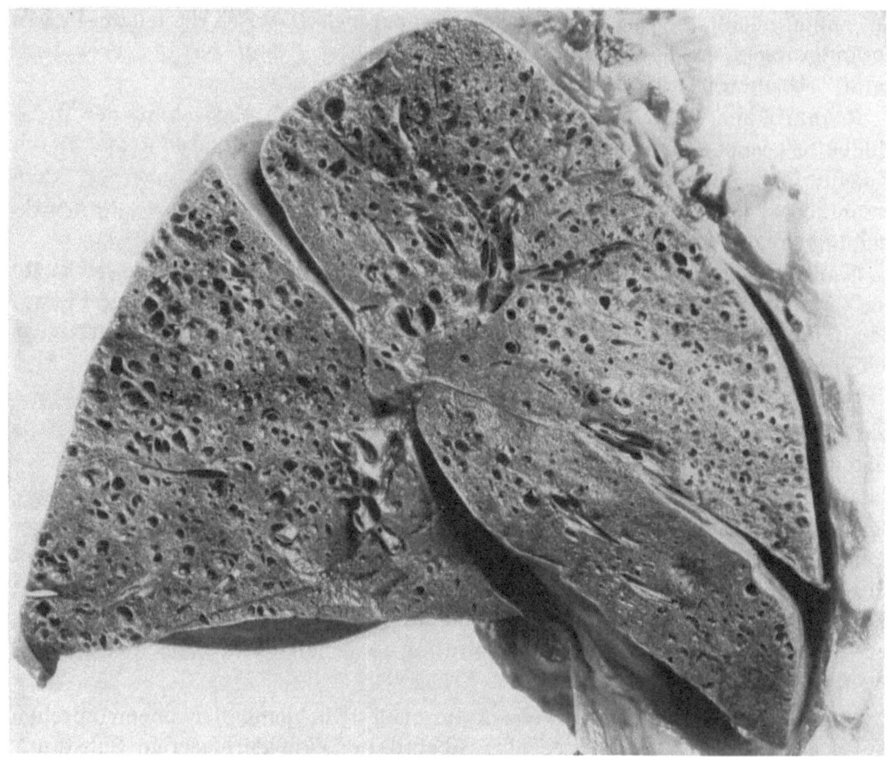

Abb. 4. Multiple Bronchiektasien. (Nach Loeschcke.)

Neben den Pneumonien im Gefolge der akuten Infektionskrankheiten, insonderheit bei Masern, Influenza, Keuchhusten, können alle chronischen Entzündungsprozesse im Gebiet der Bronchien zur Bronchiektasienbildung führen; so sind in den letzten Jahren eine ganze Reihe von Fällen nach Fremdkörperaspiration in der Literatur mitgeteilt. Auch der von Favre geprägte Begriff der Pachybronchitis wäre in diesem Zusammenhang zu werten.

Schröder unterscheidet bei den erworbenen Bronchiektasien allmählich entstandene und solche nach akuten Krankheiten, Engel kennzeichnet das eindeutige Bild nach *akuten* Prozessen als zylindrische Bronchiektasien mit klaffenden Bronchiallumina an der Lungenschnittfläche. Der *Sekretstauung* wird eine besonders wesentliche Rolle zugeschrieben, die Brauer allerdings für die zunehmende Erweiterung der Bronchien nicht von Bedeutung hält, sondern nur für die Ausbreitung des Prozesses. Nach ASCHOFF gibt es eine Funktion der Bronchien; nach seiner Ansicht entstehen die Bronchiektasen durch eine Verschiebung in der Belastung. Beobachtungen über die Peristaltik der Bronchien, schon von HENLE und QUINCKE vermutet, sind bei Kontrastfüllungen vor dem Röntgenschirm gemacht worden, seit den Arbeiten von

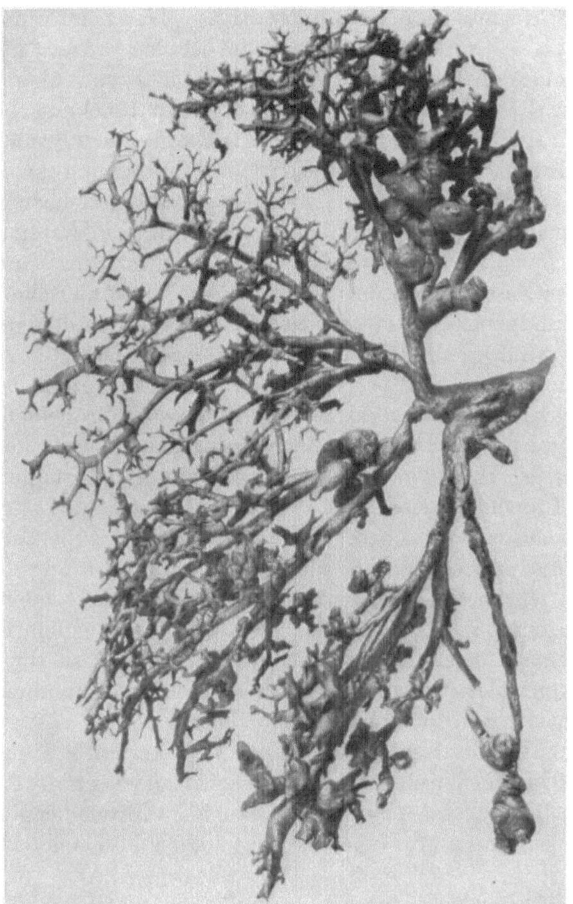

Abb. 5. Bronchialbaumausguß bei Bronchiektasie. (Nach LOESCHCKE).

LÖHR und LE BLANC über die Innervation der Lungengefäße und Bronchien fester fundiert; doch sind zum endgültigen Beweis noch weitere Untersuchungen nötig!

Danach könnte man annehmen, daß die Reinigung der Bronchien nicht allein durch Bewegungen des Flimmerepithels und Hustenstöße vor sich geht. Bronchialwandschädigungen einschließlich der Muskulatur waren — auch beim Fehlen von Bronchiektasen — nachweisbar an Bronchialringen von Tieren und Menschen, deren Tod durch Bronchitiden und Pneumonien eingetreten war. Die Annahme liegt nicht fern, daß durch diese Noxe infolge Aufhörens der Peristaltik, Nachlassens der Elastizität eine Funktionsunfähigkeit der Bronchialwände, Erweiterung und Sekretstauung sich entwickelt, deren weitere Folgen: Zersetzung des Sekrets, Entzündungen der Umgebung dann zum ausgesprochenen Zustand der Bronchiektasien führen (DUKEN).

Wertvolle Hinweise nach diesen Richtungen finden wir in den bereits eingangs erwähnten „Bemerkungen ASCHOFFs zur Physiologie des Lungengewebes". — A. FRÄNKEL, BACMEISTER, in jüngster Zeit LOESCHCKE, legen großen kausalen Wert auf die Sekretretention. Letzterer sagt: „Die Zerstörung des Muskellagers (vielleicht auch zum Teil der Elastica) ist der Prozeß, der die normale Expektoration aus den Bronchien unmöglich macht und überall da, wo die Orientierung der Bronchien im Raum eine Sekretabsackung begünstigt, zur Sekretretention, dadurch zur abnormen Belastung der Bronchialwand und zur Ektasie führt". In einer kürzlichen Veröffentlichung bringt LOESCHCKE dazu wertvolle Beiträge durch seine schönen Ausgußmodelle mit WOODschem Metall von Bronchiektasen der präterminalen Bronchialsysteme (s. Abb. 5). „Je stärker die Neigung der Bronchialäste nach unten wird, desto mehr sackt sich in ihnen das Sekret im Stehen, deshalb die kontinuierliche Zunahme der Ektasien in den Astgebieten von oben nach unten. In den dorsalen Ästen sackt sich das Sekret im Liegen, deshalb in den dorsalen Gebieten des Ober- und Unterlappens die starken Ektasien". „Nicht die Zugehörigkeit zu einem bestimmten Bronchialgebiet, sondern die Orientierung der Bronchialäste im Raum, ihre Belastung durch mechanische Sekretretention ist entscheidend für die Stärke der Ektasie" (LOESCHCKE). Sehr anschaulich bezüglich der Raumverteilung der Bronchiektasien und der über begrenzten Lungenabschnitten wahrnehmbaren auscultatorischen Symptome sind die experimentellen Beobachtungen DUKENs. Dieser gibt Kindern, die bei der Prüfung des vegetativen Nervensystems gebräuchliche Dosis des sekretionsanregenden Pilocarpins. Sowohl bei horizontal gelagerten, wie bei aufrecht stehenden Kindern stellte er über den *unteren* Lungenabschnitten Rasselgeräusche fest, die bei aufrechter Körperhaltung am stärksten hinten unten zu beiden Seiten der Wirbelsäule auftreten und nach oben zu langsam abnehmen.

Dieser Versuch weist darauf hin, daß „die Sekretentfernung aus den abhängigen Bronchien auch unter normalen Verhältnissen erschwert ist und daß die erschwerte Sekretausstoßung in abhängigen Bronchien pathogenetisch bedeutungsvoll sein muß für die das Krankheitsbild der Bronchiektasie" (DUKEN).

Der *Form* nach werden in der Hauptsache unterschieden die *zylindrischen* und die *sackförmigen* Bronchialerweiterungen: zwischen beiden gibt es fließende Übergänge, von denen eine Sonderform die spindelförmigen (s. Abb. 59 rechte Seite) und variкösen Ektasien darstellen. Eine ausgesprochene wabige Struktur sehen wir in der Lunge, wenn die kleinsten Bronchien in großer Zahl erweitert sind, besonders bei kleinen Kindern vorkommend. Einen extremen derartigen Fall veröffentlichte kürzlich LOESCHCKE als Emphysema bronchiolectaticum in den Verhandlungen der Deutschen Pathologischen Gesellschaft, 21. Tagung 1926 (s. Abb. 4) von einem $1^1/_2$jährigen Kinde, das nach schwerem Keuchhusten zur Obduktion kam.

Zwei ähnliche Fälle konnte ich klinisch bei einem $10^1/_2$jährigen Jungen und einem 8jährigen Mädchen beobachten, deren nähere Beschreibung bei der

Röntgenologie erfolgen soll. Büchler teilte eine klinisch analoge Beobachtung mit. Doch sah ich auch Fälle (s. w. u.) mit *großen* „Waben".

Ein weiterer interessanter Fall von Tedesco ist bei Schröder zitiert, wo bei der Obduktion eines an Miliartuberkulose, tuberkulöser Bronchitis und Peribronchitis verstorbenen Kindes, *diffuse* Bronchiektasien gefunden wurden. Tedescos Erklärung ist: durch das entzündete Gewebe trat eine Kompression der Bronchien mit folgender Sekretstauung und Erweiterung durch Überdruck ein. —

Während die zylindrischen Bronchiektasien sich vorwiegend als Folge der Bronchialwandschwäche entwickeln, sollen die sackförmigen Ektasien insonderheit dann entstehen, wenn lokale Sekretstauung erfolgt und „wenn auf einzelnen Lungenteilen, bei Ausschaltung der anderen, ein besonders hoher Inspirationsdruck lastet" (Th. Brugsch und E. Fränkel).

Nach Beitzke finden sich die zylindrischen Formen mehr diffus, die sackförmigen mehr circumscript.

Die Entstehung der Bronchiektasen ist nach Kaufmann auf verschiedene Art möglich: Chronische Entzündung der Bronchien mit Atrophie und Erschlaffung der Wände, Erweiterung durch Druck von gestautem Sekret. Mechanische Erweiterung durch erhöhten intrabronchialen Luftdruck, den auch Feer ätiologisch wertet, inspiratorischen Zug der Thoraxwand und elastischen Zug der Lunge. Durch Verschluß oder Stenose der Bronchien mit dahinter erfolgender Sekretstauung, z. B. bei Fremdkörperaspiration, ferner bei fibrinösen Ausgüssen, z. B. bei Diphtherie, Bronchitis fibrinosa u. a. m., weiterhin bei „Lungenschrumpfung" als sog. „cirrhotische Bronchiektasie, wie bei der Entlastungsektasie" und der „kompensatorischen Ektasie".

Brauer hält die Ansicht für nicht haltbar, daß für die Ausweitung der schlaffen Bronchialwände der durch Husten oder Pressen erhöhte intrabronchiale Druck von nennenswerter Bedeutung sei, führt diese Drucksteigerung vielmehr auf von außen auf den Bronchus wirkende Kräfte zurück (s. o.). Für die Progredienz der Erkrankung sind ursächlich anzusprechen: der interstitielle, entzündliche Schrumpfungsvorgang, die bronchopneumonischen Schübe, die Funktionsstörung der erweiterten Bronchien und die Sekretverhaltung.

Wesentliches zur Erkennung des pathologischen Geschehens lassen die Beobachtungen bei der Lungenseuche der Rinder erwarten, wie die kürzliche Arbeit A. Borms: „Vergleichend pathologisch-anatomische Studien über die Bedeutung der Lymphgefäße in den Lungen für die Verbreitung von Infektionserregern und Entzündungsvorgängen" dartut, Beobachtungen, auf die Brauer schon nachdrücklich hinwies, sie als besonderen Hinweis für das erst sekundäre Hinzutreten pleuritischer Veränderungen wertend (s. Abb. 74—76).

Nur dort, wo die primäre intrapulmonale Erkrankung die Veranlassung war, zeigen die mit dicker Verschwartung einhergehenden Begleitpleuritiden ihre volle Entwicklung. Brauer sieht die Bedeutung der Pleurabeteiligung vornehmlich in der Förderung der Sekretstauung durch die Verwachsungen; er stimmt der Auffassung Fr. Müllers und den Untersuchungen Chilesottis zu, wonach nur in solchen Fällen von Pleuritis eine Obliteration der Alveolen und Bronchiektasenbildung statthat, bei denen gleichzeitig eine karnifizierte Pneumonie bestand.

ALBERT erinnerte jüngst wieder an den ätiologischen Zusammenhang mit der von CORRIGANS 1838 beschriebenen Cirrhose der Lunge („CORRIGANsche Cirrhose") mit Bronchiektasen und teilt u. a. eine Beobachtung an einer 42jähr. Dame mit, wo sich der Beginn der Erkrankung bis ins 5. Lebensjahr zurückverfolgen ließ.

Wesentliche neue Gesichtspunkte hat nun neuerdings BRAUER in die Bronchiektasenfrage gebracht. Schon die eingebürgerte Begriffsbestimmung „Bronchiektasie" lehnt er ab, da sie nur eine „bestimmte Phase" und zwar „den Ausgang pathologisch-anatomischer" Veränderungen, die aus den allerverschiedensten Ursachen entstanden", bezeichnet. *„Spricht man von „Bronchiektasie", so tut man das gleiche, als wolle man die Lungentuberkulose ob ihres häufigsten Ausganges als „Kaverne" bezeichnen".*

BRAUER fordert statt der „deskriptiven Schilderung der klinischen resp. anatomischen Endstadien" eine zusammenfassende klinische Darstellung und Krankheitsbezeichnung nach pathogenetischen Gesichtspunkten. Für die Beurteilung und Benennung der gerade im Kindesalter so häufigen Vorstadien der terminalen Bronchiektasie des Erwachsenen erscheint mir diese Forderung besonders wertvoll und glücklich, um in die bunte Fülle der Erscheinungen der „Bronchiektasie" im Kindesalter und ihrer Vorläufer Klarheit zu bringen. Vom Verhalten der Bronchien ausgehend unterscheidet BRAUER als Anfangsstadium die *„Bronchitis catarrhalis superficialis"*, die noch ohne Narben heilbar ist. Schon zum Begriff der Bronchiektasien im weitesten Sinne gehörig folgen dann die Etappen der nur noch mit Narbenbildung oder überhaupt nicht mehr heilbaren *„Bronchitis et Peribronchitis infiltrativa"*, der *„Bronchitis intramuralis"*, der *„Peribronchitis,,* und endlich der *„Bronchitis ulcerosa"*.

Bei den drei letzteren ist die Neigung zum Fortschreiten des Krankheitsprozesses ausgesprochen. Vom Bronchus primär ausgehend greift die Erkrankung durch bronchopneumonische Schübe auf das Lungenparenchym über, kommt es zu sekundärer Beteiligung der Pleura.

In der französischen Literatur finden wir (NOBÉCOURT) die Bezeichnungen: „Bronchiektasie", „bronchopneumonies subaigues", „scléroses broncho-pulmonaires".

CARROL, GIBSON und BASSAC trennen drei Typen nicht tuberkulöser, chronischer Lungenerkrankungen im Kindesalter: Einmal die *chronische Lungensklerose* (hartnäckige physikalische Befunde, Einschränkung der Beweglichkeit des Thorax, subjektiv verhältnismäßig nur unbedeutende Erscheinungen, häufige Exacerbationen); dann die *chronische interstitielle Pneumonie* (aktiverer Prozeß, stärkere subjektive Störungen) und zum dritten die eigentlichen, ausgesprochenen *Bronchiektasien*.

BRAUER unterscheidet weiter, einmal die von den *großen* bzw. *mittleren Bronchien* ausgehenden Ektasien, für die er als Ursache in erster Linie Wandschädigungen durch örtlich stenosierende Vorgänge, Lues, Fremdkörper annimmt. Am häufigsten kommen aber die *von einer primären Bronchiolitis mit Bronchopneumonie* ausgehenden Fälle vor.

Diese Auffassung deckt sich vollkommen mit den im Kindesalter gewonnenen Erfahrungen.

Ätiologisch spielen die Hauptrolle die so oft mit bronchopneumonischen Prozessen einhergehenden akuten Infektionskrankheiten des Kindesalters:

Masern, Keuchhusten, Grippe sc. Influenza, wie überhaupt die beim Kinde so häufigen Bronchialerkrankungen und Bronchopneumonien jeder Art.

Fassen wir nun abschließend nochmals die Pathogenese der oben geschilderten Zustände zusammen, so entwickelt sich folgendes Bild:

Der anfangs rein oberflächlich auf die Schleimhaut beschränkte und als *„Bronchitis catarrhalis superficialis"* bezeichnete entzündliche Prozeß greift bald auch auf die Bronchial*wandung* über. Diese *„intramurale"* Form der Bronchitis kommt in den feineren Bronchialästen und Bronchiolen wegen der Dünne und Zartheit der Wandungen natürlich besonders leicht und gerne zustande. Histologisch beobachtet man hierbei eine leukocytäre Infiltration, Hyperämisierung und ödematöse Durchquellung der Bronchialwandungen. Es entsteht so das Bild der *„Bronchitis* resp. *Bronchiolitis infiltrativa"*. Greift dann der Prozeß durch die dünne Bronchialwandung auf das umgebende Lungenparenchym über, bricht er in das Stützgewebe der Lungen ein, so ist ein weiteres Stadium, das der *„Peribronchitis"* mit dazugehöriger *Bronchopneumonie* erreicht. Bei längerem Bestehen geht die akut entzündliche Infiltration in ein mehr chronisches Bild über. Das schon vorher zugrunde gegangene Flimmerepithel ist durch einfaches zylindrisches oder kubisches ersetzt worden, bei schweren Formen in mehr oder weniger großer Ausdehnung vollkommen vernichtet. An Stelle der Leukocyten findet man eine starke Infiltration mit Lymphocyten und Plasmazellen. Die Bronchialwandelemente werden dadurch auseinandergedrängt, das Muskellager ist ganz oder teilweise zerstört, die Elastica auseinandergezerrt und nicht mehr intakt. Der so geschädigte Bronchus erleidet infolge des ausgedehnten Zugrundegehens seiner Wandelemente einen beträchtlichen Elastizitätsverlust, Deformierungen der Bronchialwandung sind die natürliche Folge dieses mit dem treffenden Ausdruck *„Bronchitis deformans"* belegten Zustandsbildes. Diese Deformierung tritt im weiteren Verlaufe immer deutlicher in Erscheinung und führt schließlich zum Bilde der Bronchiektasie.

Warum kommt es nun zur Entstehung einer Bronchial*erweiterung*? Genügt zu ihrer Erklärung allein der geschilderte, durch entzündliche Erkrankung hervorgerufene Elastizitätsverlust der Bronchialwandung? Vorher schon wurde auf die Peribronchitis und das Übergreifen der Entzündung auf das Lungenstützgewebe hingewiesen. In der Umgebung der Bronchien spielen sich also ebenfalls entzündliche Prozesse ab, welche bei längerem Bestehen in das Stadium der chronischen interstitiellen Pneumonie mit bindegewebiger Proliferation und späterer Schrumpfung des jugendlichen Bindegewebes übergehen. Dieser Narbenzug von außen spielt für die Entstehung der Bronchiektasen eine bedeutende Rolle. „Die mechanischen Ursachen der Ektasie bestehen somit in dem Elastizitätsverluste (der Bronchien) einerseits und in den von außen auf die Bronchien einwirkenden Zugkräfte andererseits" (BRAUER). Aber auch innerhalb der durch die Entzündung schwer geschädigten und deformierten Bronchialwandungen setzen vernarbende Prozesse mit bindegewebiger Wucherung ein, es entstehen so starre Röhren, welche infolge der Zerstörung des Muskellagers jeder Eigenperistaltik entbehren. Eine normale Expektoration wird dadurch zumindest erschwert, wenn nicht unmöglich gemacht. An solchen Stellen nun, wo die Orientierung der Bronchien im Raum eine Sekretabsackung begünstigt, wird der durch das in abnormen Mengen angesammelte Sekret ausgeübte intrabronchiale Druck mit zur Erweiterung der Bronchien beitragen. Wieweit ferner eine intrabronchiale Drucksteigerung durch Hustenstöße unterstützend wirkt, ist eine nicht restlos entschiedene, noch offene Frage; wie oben gesagt, lehnt dies Brauer ab, da sich der Druck in den Lungen *gleichmäßig* verteile. Die ganz kürzliche Mitteilung Dukens (Zentralbl. f. inn. Med. 1926. Nr. 48), daß bei Jodipinfüllungen „das in die Unterlappenbronchien eingeführte Jodipin zu einem Teil nicht direkt ausgehustet, sondern in die Oberlappen geworfen wird", kann ich aus Beobachtungen an eigenen Fällen bestätigen. Danach scheint mir die Brauersche Auffassung nicht absolut sicher und nach den weiteren Ausführungen Dukens es auch nicht angängig zu sein, „dem Husten jeden mechanischen Einfluß abzusprechen".

Einen dritten Typ stellen dann noch die sog. *„pleurogenen Bronchiektasen"* dar. Die Anschauung, daß die durch pleurogene Prozesse mit nachfolgenden Adhäsionen und Schwartenbildungen bedingte Bewegungsbehinderung des betreffenden Unterlappens nebst Sekretstauung, ferner daß der von Pleuraschwarten ausgehende bindegewebige Schrumpfungszug zu Bronchiektasen führen kann, erscheint ja sehr verlockend. Brauer sieht in diesen Pleuraveränderungen aber sekundäre, erst im Gefolge von Bronchiektasen auftretende Prozesse; er weist ausdrücklich darauf hin, daß bei den beginnenden Bronchiektasen des Kindesalters die Pleura zunächst fast stets frei ist und meist bis hinauf ins Entwicklungsalter auch frei bleibt. Letzteres deckt sich weitgehend mit unseren eigenen klinischen Beobachtungen (s. w. u.). Treten dann später sekundär Pleuraverwachsungen hinzu, so wird dadurch das schädliche Fortschreiten der schon bestehenden Luftröhrenerkrankung gefördert.

3. Die Anamnese.

Die *Anamnese* — selbstverständlich mit der nötigen Kritik zu verwerten — weist oft mit Deutlichkeit auf die Genese der vorliegenden Erkrankung hin.

Wir erfahren meist von den erwähnten Infektionskrankheiten, hören, daß ein Husten oder Katarrh „zurückblieb" oder Husten seit früher Kindheit besteht, daß sich nach einer mehr oder weniger langen Pause ohne Krankheitserscheinungen immer wieder Katarrhe, „Bronchitiden", Lungenentzündungen, Husten, seltener auch Perioden mit etwas Auswurf einstellen: das typische anamnestische Bild nicht primär geheilter Bronchialerkrankungen, protrahierter und rezidivierender Pneumonien! Immer wieder mußte ich an unseren kleinen Kranken die Beobachtung machen, daß diesen Alarmzeichen viel zu wenig Aufmerksamkeit geschenkt, daß sie zum schweren Schaden einer aussichtsreichen Frühtherapie als banal vernachlässigt wurden, bis es zu spät war und nunmehr schwerere Veränderungen im Kindesalter fast immer zu der Fehldiagnose: Tuberkulose oder gar „offene Tuberkulose" der Lungen führten. Es ist auffallend, wie wenig bekannt das häufigere Vorkommen dieser Vorläufer späterer schwerer bronchiektatischen Veränderungen bei Kindern in der Praxis ist, wie sie auch in der pädiatrischen Literatur nicht immer ihrer Bedeutung entsprechend betont werden. In unseren regelmäßigen Tuberkulosefortbildungskursen weise ich seit 5 Jahren mit ganz besonderem Nachdruck auf die entscheidende Bedeutung der Bronchiektasie und ihrer *Vorläufer* im *Kindesalter* hin.

Die *Anamnesen* meines eigenen Beobachtungsmaterials ergaben:

In der Vorgeschichte bei	Knaben	Mädchen
Masern ⎫	6 mal	8 mal
Keuchhusten ⎬ Pneumonien	2 ,,	6 ,,
Grippe-Influenza ⎭	5 ,,	9 ,,
Sonstige „Lungenentzündungen" ohne klarere Ätiologie	7 mal, darunter einer 6 mal, einer 11 ,, !	9 mal, darunter eines 3 mal, eines 5 mal mit 1 und 1¹/₂ Jahren
Chronische Pneumonie	4 mal	5 mal
Rezidivierende Bronchitiden	2 ,,	8 ,,
Kongenitale Syphilis (bei Beobachtung durch Seroreaktionen nachgewiesen)	3 ,,	1 ,,
Keuchhusten und Masern	4 ,,	4 ,,
Keuchhusten, Masern, Grippe	1 ,,	2 ,,
Masern, Grippe	—	2 ,,
Keuchhusten, Grippe	—	2 ,,
Schwere Rachitisbronchitiden (Thoraxdeformität!)	1 mal (?)	—
Fremdkörper	—	1 mal
Als kleines Kind ins Wasser gefallen, „scheintot" gewesen, Bronchopneumonien	1 mal	—
Nebenhöhleneiterung	—	2 mal (1 mal Kieferhöhlenempyem, 1 mal Stirnhöhleneiterung)
Ozaena	—	1 mal
Angeboren	—	1 ,, (?)
Keine sicheren Angaben, aber „seit längerer Zeit Husten und Auswurf"	4 mal	12 ,,
Komplikationen seitens der *Pleura* (bei stationärer Beobachtung bestätigt, vorwiegend bei *schweren* Fällen bei *älteren* Kindern)	4 ,,	14 ,,

Die Bedeutung, die BRÜNECKE der Erkrankung an Masern *und* Keuchhusten beimißt, ist auch in unserer Tabelle etwas angedeutet.

KLARE spricht bei den bronchopneumonischen Schüben von „Frühjahrsund Herbstphasen". Das deckt sich auch mit meinen Beobachtungen bezüglich der Angaben über vermehrte katarrhalische Erscheinungen und bedarf keiner besonderen Erklärung.

4. Ursachen erworbener Bronchiektasien.

a) Influenza, Keuchhusten. Masern, Bronchopneumonien.

Es herrscht weitgehende Übereinstimmung fast aller Autoren, besonders auch der Kliniker, darüber, daß den Bronchopneumonien im Kindesalter, insonderheit nach Masern, Keuchhusten, Grippe, eine entscheidende Rolle als Schrittmacher für die frühere oder spätere Entwicklung von Bronchiektasien zukommt (BRAUER, BOSSERT, BRÜNECKE, ENGEL, FEER, KISSLING, KLARE, LANGSTEIN, LEDERER, LEICHTENSTERN, LEICHTENTRITT, L. F. MEYER, PIRQUET, POSPISCHILL, STAEHELIN u. a.); auch die anamnestischen Daten meines

Materials ergeben aus der Tabelle das gleiche Bild, desgleichen auch die *sekundäre* Rolle der Pleurabeteiligung. Die Pleuritiden sind, soweit die Feststellung es überhaupt ermöglichte, fast immer erst dann aufgetreten, wenn intrapulmonale Krankheitserscheinungen vorangegangen waren.

TALLERMANN, CAROLL u. a. weisen auf die nicht selten auf Bronchopneumonien nach akuten Infektionskrankheiten bei Kindern folgende „Fibrose in den unteren Lungenabschnitten" mit verminderter Zwerchfellbewegung hin, die oft zur Entwicklung von Ektasien der Bronchien führt. Recht häufig sind die Hinweise auf die *Grippe* sc. die *Influenza* als Ursache der Bronchiektasien, dies besonders seit der großen Epidemie 1918. Aber schon bei der früheren „Influenzawelle „sagte LEICHTENSTERN: „Eine fast unbeachtet gebliebene Tatsache ist die akute Entstehung von Bronchiektasien der mittleren und kleineren Bronchien *während* des Influenzaanfalls". Während nach LEICHTENSTERN derartige Fälle noch nach Monaten mit einer vollen Restitutio ad integrum endigen können, kommt es in anderen zu langsam fortschreitenden Veränderungen, zur „chronisch interstitiellen indurativen Pneumonie mit bindegewebiger Verödung größerer Lungenabschnitte unter Bildung von bronchiektatischen Kavernen". — Nach STAEHELIN ist bei Influenzapneumonie der Übergang in chronische Pneumonien „nicht selten".

Auch FEER, LANGSTEIN, CARROLL, FIELD betonen die Rolle der Grippe; SALVIOLI beobachtete in wenigen Jahren 53 solcher Fälle.

Nach PETSCHACHER zeigten gerade die sporadischen Grippefälle (1921—1922) Tendenz zu chronischem Verlauf.

ENGEL sagt u. a.: „Bronchiektasen entstehen fast stets im Gefolge schwerer Bronchialerkrankungen oder noch häufiger von Pneumonien. Nach Pertussis, Masern, vor allem aber nach *Influenza* bilden sie sich aus" — „mit Notwendigkeit ist das der Fall, wenn Pneumonien chronisch verlaufen und durch bindegewebige Retraktion die Bronchien schädigen. Zu der entzündlichen Erschlaffung und Ausweitung kommt dann noch der mechanische Zug des Bindegewebes hinzu. Gerade die pandemische Grippe der letzten Jahre hat uns wieder gezeigt, wie häufig die hiermit verbundenen Lungenerscheinungen zu chronischem Verlauf und damit zur Bronchiektasenbildung neigen".

Nach ZSCHOKKE und SIEGMUND können im Verlauf eines „Influenzacroups" Bronchiektasen ganz „akut" entstehen.

Auch aus der Monographie von LEVINTHAL, KUCZYNSKI und WOLFF über die letzte große Grippepandemie ergibt sich weiterhin mit Deutlichkeit die dominierende ätiologische Rolle, die die Influenza und der Influenzaerreger, wie die begleitenden Sekundärinfektionen in der Pathogenese der Bronchiektasen spielen.

Die Beobachtungen von BOSSERT und LEICHTENTRITT aus derselben Zeit bestätigen die früheren bedeutsamen Hinweise VOGTs über die besondere *primäre* pathologische Bedeutung des Influenzaerregers für die Atmungsorgane des Kindes.

BOSSERT wies dabei die bereits 1892 von R. PFEIFFER betonten schweren Veränderungen an den kleineren Bronchien pathologisch-anatomisch auch beim Kinde (Säuglingen) nach. Die anatomischen Veränderungen zeigen danach „eine weitgehende Übereinstimmung zwischen den im Anschluß an Masern und den im Anschluß an Influenza entstandenen Lungenerkrankungen". Anschließend spricht BOSSERT von „zweifellos auch klinisch verwandtschaftlichen Beziehungen zwischen den beiden genannten Erkrankungen".

HÜBSCHMANN betont die Bronchiolitis obliterans, spricht von „miliaren Bronchopneumonien", andere Autoren von „akuten zylindrischen" Bronchiektasien" und „bronchialer Atonie"; MARCHAND unterscheidet: „kleinste, acinöse bronchopneumonische Herde, multiple konfluierende Lobulärpneumonien", „die abscedierende Bronchopneumonie".

Auch mein eigenes Krankenmaterial ließ, besonders in der „Nachgrippezeit", den gefährlichen Einfluß der Grippe auf den Respirationstraktus des Kindes deutlich erkennen.

Nach L. F. MEYER führen die *grippalen Infekte* auch im *frühen* Kindesalter nicht selten zu Bronchopneumonien, Pleuritiden, chronischen Lungenentzündungen. Bei der letzten Epidemie der pandemischen Grippe fehlten neben den leichteren Formen auch beim jungen Kinde nicht „jene für die Influenza vera so typischen schweren Krankheitsbilder, mit eitrig hämorrhagischen konfluierenden Pneumonien, mit nekrotisierenden Pleuritiden, mit Stenosierung der oberen Luftwege durch fibrinöse Beläge und chronischen Lungenveränderungen".

Wir werden also auch in den *„banalen"* Grippeinfekten ebenso wie bei der schweren Influenza im *frühen* Kindesalter nicht selten die Ursachen späterer Bronchiektasenentwicklung zu suchen haben, zumal die Empfänglichkeit des Kindes so groß ist, daß man fast Exposition gleich Erkrankung setzen kann.

Nach SAUPE kommen die Bronchialerweiterungen des Säuglings- und Kleinkindes meist zur Entwicklung im Anschluß an nicht restlos gelöste, sondern karnifizierende Bronchopneumonien nach Masern, Keuchhusten, Grippe. Die bedrohliche Rolle der *Masern*-Bronchopneumonien ist allgemein anerkannt. Über die Ähnlichkeit der pulmonalen Veränderungen mit der Grippe vgl. o. BOSSERT.

In seiner Monographie über die Pertussis sagt POSPISCHILL über die Beziehungen zwischen *Pertussis* und Bronchiektasien:

„Die Bronchiektasie, epidemienweise ein regelmäßiger, nahezu in jeder Pertussisleiche wiederkehrender Befund, dann aber wieder für Jahre daraus verschwindend; nächst der Bronchitis und Peribronchitis wohl der charakteristischste, das Produkt einer Mischinfektion, wie diese, doch in nicht so naher Beziehung zum Pertussisspezifischen und anspruchsvoller bezüglich der sekundären Infektion. Bald diffus, bald lappenweise entwickelt oder nur auf Teile eines Lappens beschränkt, vereinzelt, zylindrisch oder sackförmig, glattwandig und ulcerös zerfallend, die Basis von Absceß und Gangrän. Manchmal auch der Durchbruch einer bronchiektatischen Kaverne in die Pleurahöhle mit seinen natürlichen Konsequenzen". POSPISCHILL weist auch besonders auf die bei Pertussis beobachteten, sehr schnell entstandenen *frischen* Bronchiektasenfälle hin und schildert die bei solchen Kindern besonders schweren und quälenden, durch die geringste Erregung ausgelösten Hustenattacken. Nach FEER entwickeln sich Bronchiektasen bei *starkem Keuchhusten,* gehen dann aber meist wieder spontan zurück. YLPPÖ schildert die Entstehung einer walnußgroßen Kaverne bei einem 4 Monate alten Säugling im Anschluß an Pertussis. Die Kaverne war nach einem Jahr wieder verschwunden. BARLOW teilt ausführlicher den Befund ausgebreiteter Bronchiektasen bei einem Kleinkind mit;

2 Jahre 7 Monate alter Knabe, der mit 10 Monaten sehr lange dauernde *Pertussis* überstand. Seitdem erschwerte Atmung und Cyanose, Asthmaanfälle; später Masern. Starb im Asthmaanfall. Obduktion ergab: mit dickem, pneumokokkenhaltigem Eiter gefüllte Bronchiektasen in den unteren Lungenabschnitten mit Emphysem der Oberlappen. — Nach POSPISCHILL ist die Pertussis eine äußerst langwierige Erkrankung, die sich oft über die ganze Kindheit erstreckt, ja noch bei jugendlichen Erwachsenen sah er Rezidive auftreten.

„Die Klinik der Pertussis steht im Zeichen des Rezidivs". Die Rezidive werden durch neue, von außen zutretende sekundäre Infektionen angeregt. „In den Lungen ruht der Schwerpunkt der Pertussiskrankheit; an ihrer Bronchitis und Peribronchitis haben wir uns die spezifische Pertussis, in ihrem Dauerzustande fixiert, zu unabsehbar langem Walten verankert vorzustellen".

Besonders schwere Befunde wie „abscedierende Pneumonie und Lungenabsceß (aus Bronchiektasen, einschmelzenden, peribronchitischen Infiltraten) waren nahezu ausschließlich in der *Pertussisinfluenzalunge* vertreten" (POSPISCHILL).

Krankengeschichte 107/23. E. R. 8jähriges Mädchen, 5. unter 6 Kindern. Mit 6 Jahren Masern, mit 7 Jahren Keuchhusten, dann Grippe mit Lungenentzündung, seitdem ständig Husten und etwas Auswurf, der dann zunahm. Schlechter Allgemeinzustand. Thorax: Reste überstandener Rachitis. Lunge: Über hinteren unteren Teilen: Schallverkürzung; hier, links mehr als rechts, mittelblasiges feuchtes und klingendes Rasseln und daneben Reiben. Oral: Rasseln. Röntgendurchleuchtung: Vermehrte Hiluszeichnung, eigenartig tropfig-fleckige Schattenzüge im linken Herzzwerchfellwinkel (Aufnahme wurde aus äußeren Gründen (Inflationszeit!) nicht gemacht). Sputummenge gering, nur 10 ccm in 24 Stunden; Tuberkelbacillen nie nachweisbar. Influenzabacillen im Präparat: +, zahlreiche Pneumokokken. Tuberkulinreaktionen bis 1 : 10 intracutan: —. Dauernd unregelmäßiges Fieber bis 39⁰. Leukocyten: um 11 000. Blutbild: Starke Linksverschiebung. Senkungsgeschwindigkeit der Roten (WESTERGREN): naturgemäß stark erhöht.

Klinische Diagnose: Bronchiektasie, besonders links.

Nach 7wöchentlicher stationärer Beobachtung: Bronchopneumonie rechts mit Lungenabsceß, 17 Tage später Exitus letalis.

Auszug aus dem *Sektionsbefund*: Linke Brusthöhle: Geringes Exsudat, überall alte und frische Adhäsionen der Pleurablätter. Pleura visceralis selbst gleichmäßig verdickt. Lungenunterlappen fast ganz derb infiltriert, Oberlappen gebläht (vikariierendes Emphysem). Beim Schnitt durch die Lunge und Verfolg der Bronchien zeigt sich der ganze Unterlappen von derbwandigen, bronchiektatischen, bis haselnußgroßen Höhlen durchsetzt, die mit dickem, gelbem Eiter gefüllt sind. Letzterer enthält Influenzabacillen und den FRÄNKELschen Diplokokkus. Rechte Brusthöhle: Reichliches, etwas blutiges Exsudat, dicke Fibrinauflagerungen auf der Pleura. Die rechte Lunge zeigt im oberen Teil Lungenödem, im unteren zahlreiche bronchopneumonische Herde; im Unterlappen walnußgroße frische Absceßhöhle in Kommunikation mit dem Bronchus; im Eiter ebenfalls Influenzabacillen und Pneumokokken.

Von Interesse ist die gleichzeitige Beobachtung der Schwester des vorstehend geschilderten Falles, die dieselbe Vorgeschichte aufwies.

Krankengeschichte 106/23. A. R.: 7jähriges Mädchen, 6. unter 6 Kindern. Anamnese wie 107/23., dürftiger Allgemeinzustand. Thorax: Reste überstandener Rachitis. Lunge: Über den unteren Lungenpartien beiderseits mittelblasiges, feuchtes, zum Teil klingendes Rasseln. Perkutorisch: o. B. Oral: Rasseln. Röntgendurchleuchtung (s. o.): vermehrte Hiluszeichnung, streifig-fleckige Verschattung beider Herzzwerchfellwinkel. Bild nicht sehr ausgesprochen. Sputum: eitrig, schleimig, bis 20 ccm; nie Tuberkelbacillen nachweisbar, Influenzabacillen: +, zahlreiche Pneumokokken, Tuberkulinreaktionen mehrfach bis 1 : 10 Alttuberkulin intracutan: —. Komplikation durch akute Otitis media. Nach 26wöchiger stationärer Beobachtung glaubten wir uns zu der Diagnose Bronchiektasie berechtigt (s. o.).

Ob für diese Duplizität in derselben Familie ein besonders bösartiges Virus oder eine verminderte Resistenz des Lungen- bzw. Bronchialgewebes verantwortlich zu machen ist, muß vorerst offen gelassen werden (s. o.)

„Die Gemeinsamkeit der Angriffsfläche an Luftwegen und Lungen, die der Influenza und dem Keuchhusten eigentümlich ist, deren auch mit Rücksicht auf die histologisch nachweisbaren Auswirkungen beider Infekte Erwähnung getan worden ist, machen eine ungünstige gegenseitige Beeinflussung bei Kombination beider Erkrankungen durchaus verständlich" (LEVINTHAL, KUCZINSKY und WOLFF).

T. HAYAKAWA erklärt die Neigung Keuchhustenkranker zu protrahierten Pneumonien durch die interstitielle Entzündung der Lunge (Untergang der Lymphbahnen) unter Hinweis auf seine Versuche über das Zusammenwirken der „Keuchhustenendotoxine" mit verschiedenen Mischinfektionen (Journ. of oriental med. Vol. 5, Nr. 4. 1926).

In selteneren Fällen sind auch Diphtheriebacillen und andere Bakterienarten als Ursache gefunden bzw. angesprochen worden.

„Akute Bronchiektasie" ist allerdings eine „Contradictio in adjecto" (ALBERT); sie ist es aber nur in der Art ihrer Entstehung, nicht in ihrem Verlauf, der ja bei allen Bronchiektasieformen ein chronischer ist. Die besonders in der englischen Literatur zu findende Bezeichnung soll aus praktischen Gründen beibehalten werden (ALBERT). Wohl als erster hatte BIERMER darauf hingewiesen, daß es bei Kindern akut entstehende Bronchiektasen gibt.

Zu den „akut" entstehenden Bronchiektasen gehören nach ALBERT in erster Linie die nach Masern-Keuchhusten-Grippenpneumonien und bei Ausschluß dieser solche nach Fremdkörperaspiration.

b) Syphilis.

Als weiterer ätiologischer Faktor wird die *Syphilis* genannt; zwar an zahlenmäßiger Bedeutung zurücktretend, wird man die kongenitale Lues beim Kinde doch mit in Rechnung stellen müssen. Ich selbst verfüge über 4 Fälle (s. Tab. S. 17, vgl. Abb. 6 und 7), bei denen wir mit größter Wahrscheinlichkeit als Basis der Bronchiektasien luetische Gewebsveränderungen annahmen; in diesen Fällen wurde durch spezifische Therapie, die ja allerdings im Jod und Salvarsan auch sonst unspezifische Bronchiektasiefälle günstig beeinflussen kann, eine weitgehende Besserung erzielt. Auch BRAUER, RÖSSLER, FAVRE, LETULLE und DALSACE, MIKULOWSKI, SCHRÖDER u. a. ziehen die Lues ernstlich in den Kreis ihrer ätiologischen Erwägungen. RÖSSLE hält die Bronchiektasien luetischen Ursprungs sogar für besonders häufig.

Krankengeschichte 500/22: 13jähriger Junge. Als Kleinkind Masern. Kongenitale Lues. Früher Wa.-R., jetzt —. Seit früher Jugend „rezidivierende Luftröhrenkatarrhe". Befund: Leidlicher Allgemeinzustand. Sattelnase (vgl. Abb. 7). Thorax: o. B. Lunge: Über beiden Unterlappen zähes Rasseln. Oral: Rasseln +. Röntgenbefund: s. Abb. 6. PIRQUETsche Reaktion: schwach +. 24stündige Sputummenge bis 30 ccm, schleimig-eitrig; nie Tuberkelbacillen nachweisbar, ständig zahlreiche, grampositive Diplokokken mit Kapsel. Temperaturen anfangs subfebril, später normal. Die Leukocytenzahlen schwanken, unabhängig von der Temperatur, zwischen 10—15 000. Differentialblutbild: keine ausgesprochene Verschiebung. Diagnose: Bronchiektasen, auf der Basis einer kongenitalen Lues (?).

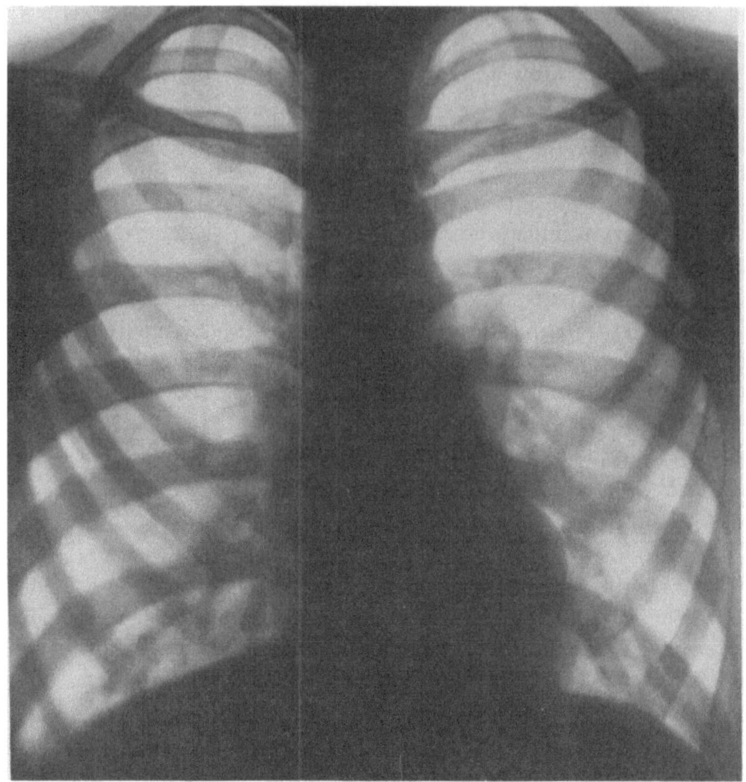

Abb. 6 (500/22). Bronchiektasien (?) auf der Basis kongenitaler Lues.

FAVRE sieht für seine mit Bronchiektasien in engem Zusammenhange stehende „Pachybronchitis", die nach seiner Ansicht häufige Form der visceralen Lues,

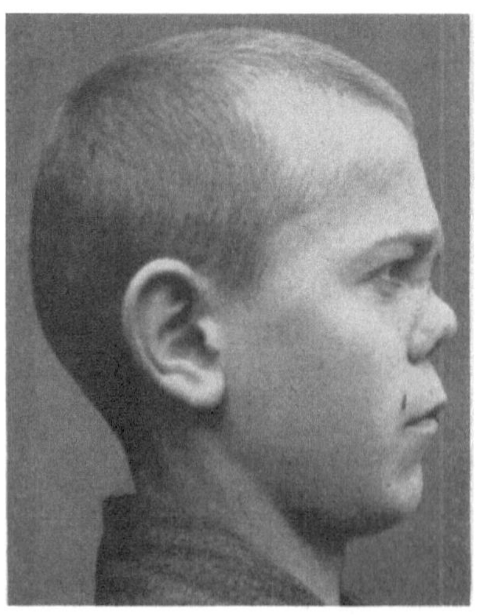

Abb. 7 (500/22). (Zu Abb. 6.)

die Lungenlues, als Hauptursache an: die neuerlichen pathologisch-anatomischen Mitteilungen von LETULLE und DALSACE über okkulte Lungensyphilis weisen ebenfalls nach dieser Richtung. Nach PICK, POLLAK u. a. sind luetische Stenosen der Bronchien nichts Seltenes.

Nach DE JONG kommen folgende Läsionen in Betracht: 1. Die zu Nekrose neigende gummöse Form mit syphilitischer käsiger Pneumonie, 2. die narbigen Lungensklerosen, 3. bronchopneumonische Prozesse und 4. Bronchiektasen auf luetischer Basis. Die Gummata lösen meist heftige perifokale Sklerose aus, die sich oft auf das subpleurale Gewebe fortsetzt, ferner starke Reaktion des umgebenden Lungengewebes infiltrativen Charakters. Das nekrotische Zentrum weist verschlossene Gefäße oder Bronchien auf. In den gröberen Bronchien Zerstörung der elastischen Lamellen, desquamative eitrige Bronchitis und Karnifikationsvorgänge, auch mit Riesenzellen. Oft machen die Veränderungen klinisch wenig Erscheinungen. Bei den Lungensklerosen unterscheidet er die selteneren Formen mit Vorwiegen der gummösen Veränderungen und die häufigeren *mit Vorwiegen der Bronchiektasen*. Die „weiße Pneumonie" der Neugeborenen findet nach DE JONG zu wenig Interesse. Multiple zylindrische Bronchiektasen sollen nach GROEDEL zum Bilde der Folgezustände der interstitiellen syphilitischen Pneumonie gehören, während CAROLL Lues und Mykosen als Ursache für weniger häufig hält.

c) Fremdkörper.

Daß aspirierte *Fremdkörper* zu schweren pneumonischen Prozessen und Bronchiektasienbildung führen, ist allgemein bekannt. YLPPÖ schildert z. B.

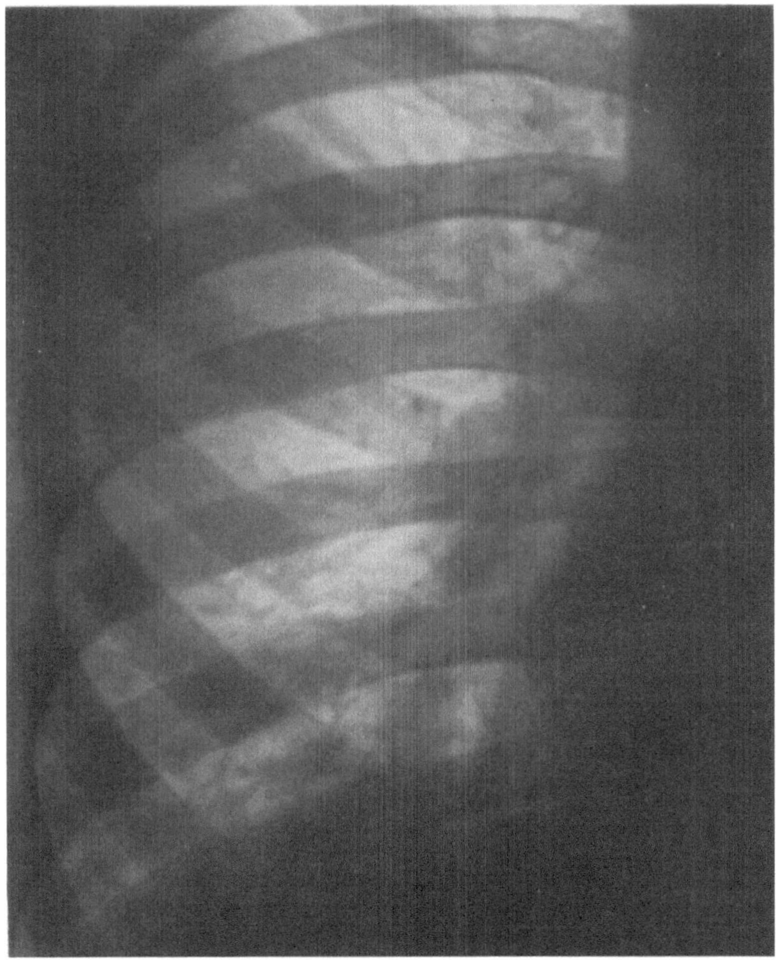

Abb. 8. (310/26). Bronchiektasen rechts.

zwei bemerkenswerte Fälle mit bronchiektatischer Kavernenbildung; bei einem
$2^1/_2$jährigen Mädchen entwickelte sich die Kaverne im Anschluß an die Aspiration
eines Nagels. Beobachtung über 10 Jahre. Dabei trotz der schweren Lungen-
veränderung normale Entwicklung des Kindes!

LANGSTEIN teilt Ähnliches mit. Lange Zeit kann sich der Fremdkörper
hinter einer eitrigen Bronchitis verbergen; die Extraktion führt auch bei längeren
Fremdkörperpneumonien des öfteren noch zu fast völliger Restitutio ad integrum.
Technisch hat sich dabei bei Kindern am besten die nach Tracheotomie aus-
geführte *untere* Bronchoskopie bewährt (FRIEDRICH). Wie sich gelegentlich
„Bronchialsteine" (Stauung und „Eintrocknung" des Sekrets) in Bronchiektasen bilden, können solche auch wiederum von sich aus hinter sich Bronchiektasen erzeugen (NAUWERK, BLECHER). Ob darüber Beobachtungen an Kindern

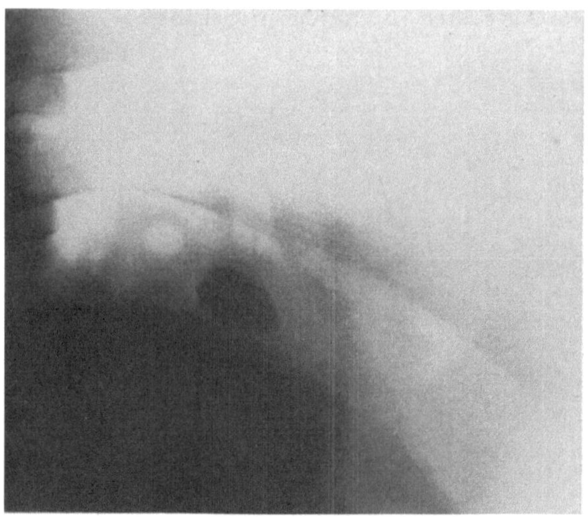

Abb. 9 (310/26). Ausschnittsröntgenphoto des Fremdkörpers (rechts!). Bild seitenverkehrt zu Abb. 8.

vorliegen, ist mir nicht bekannt. Ich selbst sah ein 13jähriges Mädchen, bei dem
ein *extra*pulmonaler Fremdkörper vielleicht als Ursache von bronchiektatischen
Veränderungen bzw. ihren Vorstadien im rechten Unterlappen angesprochen
werden könnte (s. Abb. 8 und 9).

Krankengeschichte 310/26: Das Kind muß vor Jahren einen Revolverschuß bekommen
haben; Näheres darüber war weder bei dem Kinde, noch den Eltern noch sonstwie festzustellen! Man wußte überhaupt nichts von der Existenz des Geschosses, das von neuerem
Kaliber und Form nach der röntgenologischen Lokalisierung zwischen Leber- und Zwerch-
fellkuppe saß, deutliche kleine Einschußnarbe entsprechend median am Rippenbogen.
Ich könnte mir denken, daß in diesem Fall die Folgen des Schusses, wie der Reiz des Fremdkörpers in so dichter Nähe des Lungengewebes wohl als Ursache der pulmonalen Veränderungen in Frage kämen.

1923 Lungen- und Rippenfellentzündung rechts. 12. unter 14 Kindern; ungünstige
soziale Verhältnisse. Husten, spärlich Auswurf. Ausreichender Allgemeinzustand. Thorax:
o. B. Lunge: Über rechtem Unterlappen leichte Schallverkürzung mit abgeschwächtem
Atmen und kleinblasigem, zähem Rasseln. Oral: Rasseln +. PIRQUETsche Reaktion
schwach +. Spärliches Sputum, schleimig-eitrig, nie Tuberkelbacillen nachweisbar, ebenso nicht in den Faeces. Temperaturen normal. Leukocyten: 7000—9000.

Diff. Blutbild ohne besondere Verschiebung. Senkungsgeschwindigkeit der Roten (WESTER-GREN) mäßig erhöht.

Vermutungsdiagnose: Beginnende Bronchiektasen. *Die intrabronchiale Jodipinfüllung vor dem Röntgenschirm bestätigt die Diagnose.*

d) Sonstige Ursachen (Nebenhöhlenerkrankungen, Adenoide, Rachitis, exsudative Diathese).

Auch *Nebenhöhlen*erkrankungen kommen ursächlich wohl hier und da in Betracht. Auf Grund der Versuche von MULLIN und RYDER an Kaninchen, wonach in die Nebenhöhlen eingespritzte Tusche auf dem Lymph- und dem Blutwege wie durch Aspiration aus der Nasenhöhle in die Lungen gelangte, glaubt RAFFO auf die Wichtigkeit der sorgfältigen Untersuchung der Nase bei Bronchiektasien hinweisen zu müssen. PREYSING hat jüngst auf seine Beobachtungen über die Beziehungen von hartnäckigen, nicht zu beeinflussenden chronischen Bronchitiden zu Nebenhöhlen — besonders Kieferhöhleneiterungen bei Kindern bis zu 15 Jahren — hingewiesen. Eine ähnliche Beziehung erwähnte kürzlich STEINMEYER bei einem seiner Fälle; auch STEPP nimmt einen ursächlichen Zusammenhang an. Unter meinem Material sind 3 analoge Fälle: einer mit Stirnhöhlen-, einer mit Kieferhöhleneiterung, einer mit schwerer Ozaena. Die beiden ersteren (2 Mädchen im Alter von 13 und 14 Jahren) zeigten nach Operation Besserung ihrer „bronchiektatischen" Erscheinungen.

Auch FIELD sieht Adenoide wie Erkrankungen der Nasen- und Nebenhöhlen als begünstigende Momente an, eine Auffassung, der ich mich, was die Adenoide und die immer wieder rezidivierenden Bronchitiden anbetrifft, auf Grund der eigenen Beobachtungen anschließen möchte.

Handelt es sich bei den Adenoiden doch um Orte, an denen reichlich infektiöses Material zu leichter Aspiration angesammelt werden kann!

L. F. MEYER betont weiter, daß eine Reihe von akuten und chronischen Infektionskrankheiten, Masern und Keuchhusten, wie Tuberkulose und Lues die *Empfänglichkeit für Katarrhe* der Atmungsorgane erhöhen. „Ob dabei eine allgemeine Immunitätssenkung oder eine lokale Gewebsempfindlichkeit im Spiele ist, wird nicht leicht zu entscheiden sein. Bisweilen, z. B. bei der Pertussis, werden sich beide Möglichkeiten kombinieren".

Schon früh wurde von HENOCH, HEUBNER u. a. auf die Bedeutung der *Rachitis* für Erkrankungen der Atmungsorgane hingewiesen. Neuerdings hat dies auch LEDERER wieder betont: Weichheit der Rippen, Schwäche der Muskulatur, geringere Respirationskraft und die Unmöglichkeit, das Sekret aus den Bronchien durch schwachen Hustenstoß zu entfernen, Verschluß der Bronchien, Atelektasen, Infektionen anderer Lungenpartien führen zu immer neuen Entzündungsschüben.

Ätiologisch ebenfalls in Frage kämen von „angeborenen" Erkrankungen der Lunge septische Pneumonien und Pleuritiden, wie sie durch placentare Infektion, Aspiration von keimhaltigem Fruchtwasser oder infektiösen Sekreten der mütterlichen Genitalorgane entstehen können. Ihre Beziehung zur Entstehung von Bronchiektasen im frühesten Kindesalter ist noch nicht restlos geklärt, a priori aber nicht von der Hand zu weisen.

Nach LANGSTEIN und YLPPÖ sind die bei *Rachitikern* im Anschluß an rezidivierende Pneumonien entstehenden Atelektasen wie auch der Übergang der chronischen Pneumonie in Atelektase oft die Ursache zu „atelektatischen Bronchiektasien". Bei meinen eigenen Fällen waren vielfach noch erhebliche rachitische Veränderungen am Thorax nachweisbar. Die dadurch oft bedingte starke Deformierung des Knochengerüstes des Thorax mit seinen raumbeengenden, Zirkulation, Atmung, Lüftung erschwerenden Folgen spielen wohl auch später noch eine nicht zu unterschätzende Rolle. In meiner anamnestischen Tabelle habe ich trotzdem nur *einen* Fall aufgeführt, der besonders kraß lag und keine andere Ätiologie nachweisen ließ.

FOOTE spricht den infantilen Thorax des noch *florid*-rachitischen Kindes als Prädispositionsfaktor für Bronchialinfektionen an; nach FOOTE entspricht der rachitische Thorax in seinen Hauptzügen dem Brustkorb des Neugeborenen; er ist statt elliptisch rund, der Rippenansatzwinkel an der Wirbelsäule ist nicht spitz, sondern fast 90°, die unteren Rippen sind stark seitlich gedrängt, das Abdomen ist erheblich aufgetrieben. Dabei sind die Knochen weich und die Muskulatur schwach entwickelt. Die Lungenventilation ist unvollkommen, da die Entstehung eines ausreichend negativen Drucks im Thorax erschwert ist.

Die Untersuchungen von E. RACH zur Semiotik der Atembewegungen des Kindes über „exspiratorische Dyspnoe mit Zwerchfelltiefstand" wären hier ebenfalls zu erwähnen. Weiter weist L. F. MEYER auf rein mechanische Vorgänge als Ursache schwerer Erkrankungen des Respirationstraktus bei Grippeinfektion hin, die bei „günstigem" Ausgang die Grundlage für spätere Bronchiektasienbildung abgeben und betont dabei die Thoraxrachitis infolge der Weiche des Brustkorbs. Ebenso kämen noch in Betracht „Zirkulationsstörungen im Lungenkreislauf der Atrophiker infolge des Meteorismus" (L. F. MEYER).

Zu erwähnen sind endlich noch die Mitteilungen von O. HERBST über „katarrhalische Lungenverdichtungen mit eigentümlicher Verlaufsweise bei Kindern", Beobachtungen, die schon vor der Grippeepidemie 1918 gemacht sind; Ähnliches berichtete RIESMAN 1913. Da die Erkrankung aber trotz einer Dauer bis zu 4 Monaten mit völliger Restitutio ad integrum gutartig endet, bleibt die ätiologische Bedeutung für unsere Frage offen.

Das gleiche gilt für die Beziehungen zur *exsudativen Diathese*. Wir wissen, daß diese Kinder noch lange zu rezidivierenden Katarrhen neigen, daß auch noch in reiferem Alter eine Beziehung zu asthmatischen Zuständen nicht unwahrscheinlich ist; wir kennen diese Bronchitiden als in buntem Wechsel erscheinend und wieder verschwindend, sie sind auch nicht immer nur diffus, sondern des öfteren in umschriebenen Bezirken lokalisiert. Die Annahme, daß auch hier in schweren Fällen ein disponierendes Moment zu späterer Bronchiektasenentwicklung gegeben ist, kann man nicht ohne weiteres von der Hand weisen; jedoch lassen die bisherigen Beobachtungen an meinem eigenen Material ein *sicheres* Urteil *nicht* zu. Auch die Angaben der bisherigen Literatur erlauben, soweit mir bekannt, ein solches nicht.

e) Soziale Schäden.

Im Laufe der Jahre habe ich an meinen Fällen die Überzeugung gewonnen, daß auch die *soziale Lage* in der Genese der Bronchiektasen ernstlich mitgewertet werden muß; ich glaube nicht, daß dieser Eindruck *nur* durch die überwiegende Zusammensetzung unseres Krankenmaterials aus ärmeren Bevölkerungsschichten bedingt ist. Ungünstigen Wohnungsverhältnissen, insonderheit feuchten, dumpfen, kalten Nord- und Kellerwohnungen mit allen ihren Folgen, muß unbedingt eine erhebliche Förderung zugeschrieben werden. Die Untersuchungen und Mitteilungen STICKERs und vor allem SCHADEs haben uns die vernachlässigte Bedeutung der *Erkältungsfrage* wieder nahe gerückt. Die bekannten Tierexperimente — an sich vielleicht nicht ohne weiteres übertragbar — sind durch Beobachtungen am Menschen bestätigt und die Bedeutung der „Erkältung" in dem empirisch oft nicht zu unterschätzenden Volksglauben

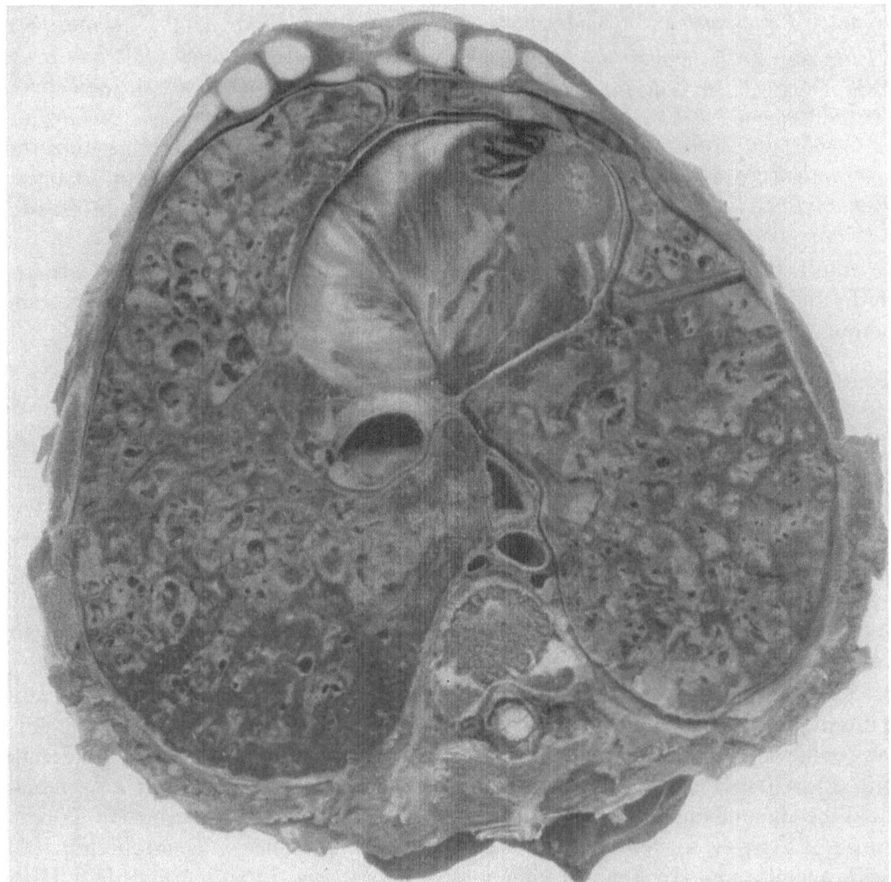

Abb. 10. Beginnende Bronchiektasienbildung bei Peribronchitis und Bronchopneumonie nach Masern[1]).

ist groß. LEDERER weist mit Recht auf die Tatsache der besonderen Bearbeitung der chronischen Erkrankungen der Atmungsorgane beim Kinde durch englische Ärzte hin, weil die klimatischen Verhältnisse Englands eben ganz besonders dazu führen.

„Englische Autoren waren es auch, welche bei der chronischen Bronchitis der größeren Kinder dem wechselnden klimatischen Faktor in der Namengebung Rechnung getragen haben und eine dauernd bestehende „persistent

---

[1]) Der Fall wurde mir von Prosektor Dr. LOESCHCKE, Mannheim, in liebenswürdiger Weise zur Verfügung gestellt.

bronchitis“ von einer unter dem Einfluß der Jahreszeit abwechselnd bestehenden und bei Eintritt warmen Wetters wieder verschwindenden „periodic bronchitis“ unterschieden haben“ (LEDERER).

Mit Nachdruck sei aber auch an dieser Stelle nochmals auf die Wichtigkeit einer genauen und zuverlässigen Anamnesenerhebung hingewiesen! Die Anamnese ist bei kritischer Verwertung ein sehr wertvoller Hinweis und oft fordert sie uns geradezu heraus, den Verdacht auf bronchiektatische Veränderungen auszusprechen. Die Bronchopneumonien bei akuten Infektionskrankheiten, insbesondere Masern, Grippe, Keuchhusten, anschließende „Neigung zu Katarrhen“, „chronischer Husten“, u. a. m. sollten uns hellhörig machen, dann würden auch die schon frühzeitig einsetzenden und für das weitere Schicksal des Kindes so entscheidenden Veränderungen nicht mehr so häufig übersehen, als dies immer noch geschieht.

Gerade die Masernpneumonien sind es auch, die als Bronchiektasenursache vornehmlich nach den neueren Anschauungen der Pathologen in Frage kommen. Hier wird besonders häufig pathologisch-anatomisch die „Bronchiolitis infiltrativa“ mit ihrer späteren Folge, der „Bronchitis deformans“, gefunden.

Man achte in Abbildung 10 besonders auf die peribronchialen Infiltrationsherde und auf die an den verschiedensten Stellen deutlich zum Ausdruck kommenden Bronchialerweiterungen.

5. Tuberkulose und Bronchiektasien.

Von einer Reihe von Autoren wird weiter ein besonders *enger* Zusammenhang zwischen *Tuberkulose* und sich auf ihrem Boden *sekundär* entwickelnden Bronchiektasien betont. Bezüglich der Bildung spezifischer Bronchiektasien im *frühen* Kindesalter sagt OBERNDORFER: „In anderen Fällen setzt rasch, dem Primäraffekt folgend, eine außerordentlich starke Induration der weiten Umgebung des Primärherdes ein, es können sich so karnifizierende Pneumonien, selbst mit Bronchiektasienbildungen einstellen, Tuberkelbildung, Verkäsung kann in solchen Fällen ganz zurücktreten“.

SIMON und REDEKER scheinen nach ihrer diesbezüglichen kurzen Äußerung in ihrem Lehrbuch der Kindertuberkulose (1926, S. 257) einen engeren Zusammenhang einerseits zwischen Tuberkulose und Bronchiektasenbildung, andererseits zwischen Pleura-Schwartenbildung und sekundärer Bronchiektasenentwicklung anzunehmen. Sie sagen in dem Abschnitt über disseminierte Tuberkulose: „Schwarten findet man recht oft, ebenso ihre Folgeerscheinungen, Peribronchitis und trockene Bronchiektasien. Man glaubt eine nichttuberkulöse Bronchiektasienbildung mit der Grippe der Vorgeschichte vor sich zu haben, aber die Röntgenaufnahme deckt daneben die disseminierten Herde auf“.

Auch in dem 16. Jahresbericht über die Aprather Kinderheilstätte spricht sich SIMON mit Nachdruck dahin aus und schreibt u. a., daß „kein Zweifel ist, daß ein ganz beträchtlicher Teil der Bronchiektasien im Anschluß an sekundäre Tuberkuloseformen entsteht“. „Im ganzen wurden im Berichtsjahre 36 Fälle von Bronchiektasien gezählt. Von diesen waren 8 = 22,2% tuberkulin-negativ, 28 = 77,8% tuberkulin-positiv und mit mehr oder weniger ausgesprochenen Lungentuberkulosen kombiniert“. TOEPLITZ meint, daß Bronchiektasien, wo sie überhaupt auftreten, mit Tuberkulose vergesellschaftet seien; LEBER hat bei 21% seiner Tuberkulosefälle Bronchiektasien gefunden: die

Tuberkulose kann sekundär zu bestehenden Bronchiektasien hinzutreten oder umgekehrt. Nach Schröder ist „die Kombination von chronischer Tuberkulose mit nachfolgender Bronchialerweiterung viel häufiger als das Umgekehrte"; sein Material betrifft aber, soweit ich vermute, in erster Linie Erwachsene!

Der nachstehend angeführte Fall (die ausführliche Darstellung erfolgt durch R. Steinert, Städt. Krankenanstalten Mannheim in den Beitr. z. Klinik

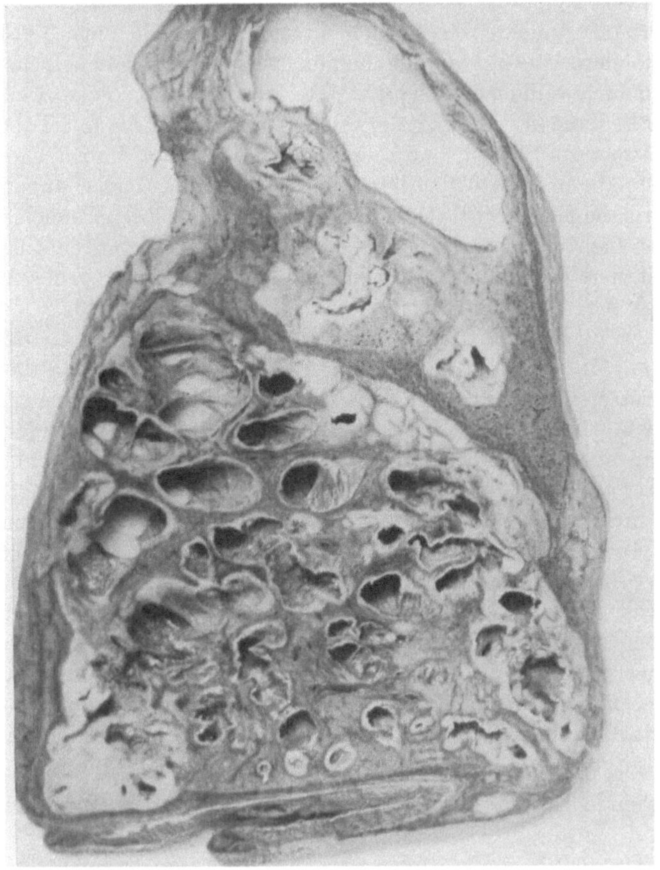

Abb. 11. Unterlappenbronchiektasien bei schwerer kavernöser Lungenphthise.

d. Tuberkulose) mag als Beispiel dienen für das *sekundäre* Hinzutreten einer Tuberkulose zu Bronchiektasen:

19jähriger Jüngling. Erkrankte im Alter von 12 Jahren während einer Grippeepidemie an schwerer grippöser Bronchitis und Bronchopneumonie. Im Entwicklungsalter traten Erscheinungen einer Lungentuberkulose mit Kavernenbildung und gegen das Ende zu rapidem Verlauf auf.

Bei der Obduktion wurden in beiden Oberlappen je eine Riesenkaverne und multiple kleinere Aspirationshöhlen neben ausgedehnten Käseherden gefunden. Der linke Unterlappen zeigte ebenfalls multiple kleine Aspirationskavernen und Verkäsungen.

Der rechte Unterlappen ist von einem System wabenartig angeordneter Höhlungen durchsetzt, welche als bizarr gewundene Gänge miteinander in Verbindung stehen. *Es handelt sich hier — wie besonders die histologische Untersuchung bekräftigte — nicht um ein System von phthisischen Aspirationshöhlen, sondern um sackförmige Erweiterungen der gröberen Bronchien, also um Bronchiektasen,* welche durch ihre abnorme Ausdehnung diesen eigentümlich wabenartigen Bau des Unterlappens bedingen.

Zweifellos können und werden Bronchiektasen im Gefolge einer Tuberkulose keine seltene, sondern eine häufige Erscheinung sein; die ,,Häufigkeit" wird aber erheblich von dem jeweilig verglichenen Material abhängen. *Diese* Darstellung soll aber in erster Linie *den* Bronchialerweiterungen gelten, die mit Tuberkulose ätiologisch *nichts* zu tun haben, und diese sind, darauf muß immer wieder hingewiesen werden, beim Kinde häufiger, viel häufiger als bisher angenommen wurde. Darum habe ich auch die sicher spezifisch tuberkulösen Bronchiektasenfälle aus meiner Darstellung fortgelassen, weil sie wegen ihrer engen Zusammengehörigkeit mit der Tuberkulose an sich nicht streng hierher gehören. Auch bei dieser Frage sehen wir, wie überaus recht BRAUER hat, wenn er eine Einteilung des Begriffs Bronchiektasien nach pathogenetischen Gesichtspunkten fordert. BRAUER, BRÜNECKE u. a. stehen auf dem Standpunkt, daß die Tuberkulose sich meist erst sekundär auf dem Boden primär entstandener Bronchiektasen entwickle. Eine *entscheidende* Stellungnahme ist nicht möglich; wenn aber BRAUER an einem so enorm großen Beobachtungsmaterial (wohl weitaus überwiegend Erwachsene) zu dieser Auffassung kommt, so wiegt das recht schwer. Auch mein eigener Eindruck an *meinem* Material ist überzeugt der, daß als ausgesprochene *Bronchiektasen*fälle primär die aus unspezifischen Veränderungen hervorgegangenen im Kindesalter an Zahl bedeutsam sind. Man darf keinesfalls so weit gehen, bei typischer Bronchiektasenanamnese und klinischem Befund (worüber weiter unten noch ausführlich gesprochen werden soll), nur auf Grund einer positiven Tuberkulinhautreaktion eine spezifische Ätiologie anzunehmen, wo uns in solchen Fällen die Tuberkulinreaktion nur etwas über einen einmal stattgehabten Tuberkulose*infekt, nichts* aber über die Natur der Erkrankung aussagt.

Die nachstehende Tabelle gibt das Prüfungsergebnis unserer Bronchiektasenfälle wieder:

Diagnose: Bronchiektasie (nach genauer monatelanger stationärer Beobachtung kein Anhaltspunkt für Tuberkulose).

Tuberkulinreaktionen . . . . + 66 = 57,9%/0 — 44 = 38,6%/0	
+ PIRQUETsche Reaktion	45
Erst auf 1 : 100 bzw. 1 : 10 intracutan reagierend .	16
Bei 1. Reaktionsserie (2 mal Pirquet, dann intracutan 1:1000, 1:100, 1:10) negativ, bei 2. Serie erst bei Intracutanreaktion + ...	5
Bis 1 : 10 intracutan bei 2—3 maliger Durchprüfung völlig — reagierend	44
Wa.-R. + + ...	4
M.T.R. + + ...	4
Luesreaktionen . . . . + 4 = 3,5%/0.	

6. Zunahme der Bronchiektasien.

Nach meinen Beobachtungen scheint mir in den letzten Jahren die *Zahl* der *Bronchiektasenfälle* im Zunehmen begriffen. Vielleicht ist dies nur eine scheinbare Zunahme durch häufigere Einweisung oder Verbesserung der Diagnostik! Exakt wird sich diese Frage auch auf Grund größerer Dauerstatistiken und Umfragen so leicht nicht entscheiden lassen. Es soll aber in diesem Zusammenhang eine Mitteilung NASSAUs aus seiner Monographie „Die Klinik der Säuglingspneumonie" wiedergegeben werden: „An die Stelle des Sommergipfels der Säuglingssterblichkeit tritt ein Wintergipfel, bedingt durch eine nicht nur relative, sondern auch absolute Zunahme der tödlichen grippalen Erkrankungen, das ist vor allem der Lungenentzündungen". In Berlin soll diese „Umordnung der Todesfälle" besonders deutlich seit 1918 sein, „soziale Nöte der Nachkriegsjahre, Kälte, Wohnungsnot, im Verein mit der endemischen Grippe" scheinen besonders beteiligt zu sein. Diese beobachtete Häufung der Grippepneumonien könnte in den Überlebenden wohl nicht mit Unrecht mit den jetzt häufiger beobachteten Bronchiektasiefällen in Zusammenhang gebracht werden. Betrachtet man in der gleichen Monographie die Abbildung über „abscedierende Pneumonie" (in NASSAU, S. 42), so erhält man unwillkürlich den Eindruck, daß weniger ausgeprägte nicht tödliche Formen eine Bronchiektasienbildung im Gefolge haben müssen.

7. Verteilung auf Geschlecht und Alter.

Die *Gesamtzahl* der meinen eigenen Beobachtungen zugrunde liegenden *Fälle* beträgt 114.

Davon sind Knaben 40, Mädchen 74; das *Verhältnis Knaben : Mädchen* also = 1 : 1,85.

Bezüglich der *Altersverteilung* ergibt sich:

Alter in Jahren	4	5	6	7	8	9	10	11	12	13	14	15
Knaben			1	3	4	4	6	7	4	6	5	
Mädchen . . .	2	3	3	3	6	3	7	9	8	11	7	12

Nach NOBÉCOURT soll besonders das Alter von 2—5 Jahren bevorzugt werden, was ich nach obiger Statistik nicht bestätigen kann. Nach KLARE ist bei seinen Fällen das Verhältnis Knaben : Mädchen = 37 : 48, also auch ein, wenn auch lange nicht so deutliches Überwiegen der Mädchen; die meisten seiner Fälle finden sich etwa in dem Alter von 8—13 Jahren. Wenn unter den Angaben in der Literatur das Präpubertätsalter im Vordergrund steht, so ist das wohl damit zu erklären, daß in dieser Zeit die Veränderungen an den Bronchien in ein Stadium getreten sind, das schon deutlichere und eindeutigere Symptome macht und leichter diagnostiziert wird.

8. Sitz der Bronchiektasien.

Was nun die *Lokalisation* der Bronchiektasen anbetrifft, ergibt sich ein auffallendes Überwiegen des Sitzes im *linken Untergeschoß* der Lunge. Ich halte die Einteilung in Ober-, Mittel- und Untergeschoß für unsere Zwecke für

richtiger, da sich nach dem klinischen und röntgenologischen Befund eine Lokalisierung in den einzelnen Lungen*lappen* oft nicht sicher ermöglichen läßt. Nachstehend die zugehörige Aufstellung meines eigenen Materials:

Sitz der Bronchiektasien	bei Knaben	bei Mädchen
Linkes Obergeschoß	0	1
Linkes Untergeschoß	19!	31!
Rechtes Obergeschoß	0	0
Rechtes Mittelgeschoß	0	2
Rechtes Untergeschoß	2	9
Beide Untergeschosse [1])	14	27
Zentraler Sitz	4	3
„Miliare Form"	1	1

Nach HEUBNER ist meist nur ein Lappen, dieser aber „gewöhnlich in ganzer
Ausdehnung" erkrankt. Auch ENGEL weist auf den häufigen Sitz der Bronchiektasien im Unterlappen hin, da sich hier der Lieblingssitz und Ausgangspunkt
schwerer, atypisch verlaufender Pneumonien nach Infektionskrankheiten findet.
DIETRICH hält einseitige Bronchiektasien für häufiger als doppelseitige. Nach den
Untersuchungen ENGELs ist am häufigsten bei der kindlichen Pneumonie der
hintere Teil des rechten Oberlappens befallen, „demnächst war der linke Unterlappen in seinen mittleren Teilen erkrankt".

Entsprechend der Eigenart des Thorax und der Atmung des Säuglings
(Hinweis auf die Befunde der „Intercostalwülste" der Lungen) kommen die
paravertebralen Pneumonien nach dem 1. Lebensjahr nach ENGEL nur noch
vereinzelt vor. Auch die Grippepneumonien in diesem Lebensalter weisen
vorwiegend diesen typischen Sitz auf.

Im Gegensatz dazu ist schon im Kleinkindesalter die Verteilung der eitrigen
Grippebronchitis und Lobulärpneumonie eine diffuse (ENGEL). Beim Zurückgehen der Erscheinungen können gerade im linken Unterlappen und der Lingula
Reste zurückbleiben. Anders verhalten sich nach ENGEL die postinfektiösen
Bronchopneumonien. „Sie finden ihre Lieblingslokalisation fast ausschließlich
in den hinteren unteren Lungenteilen, und zwar mit einer, wenn auch nicht
allzusehr hervortretenden Bevorzugung der linken Lunge".

Während ENGEL bei der großen Grippepandemie bei älteren Kindern schwere,
diffus-hämorrhagische Pneumonien wie beim Erwachsenen sah, fanden sich bei
jungen Kleinkindern stets typische Lobulärpneumonien. Ihm scheinen immun-
biologische Zusammenhänge die Hauptrolle für die Lokalisation zu spielen;
an mechanische Ursache zu denken, wäre naheliegend, aber durch „das Frei-
bleiben des rechten Oberlappens, dessen Vorzugsstellung bei den dystelekta-
tischen Formen und croupösen Entzündungen junger Kinder so charakteristisch
ist, läßt sich gerade das mechanische Moment ausschalten". Im Gegensatz
dazu mißt an anderer Stelle ENGEL dem rechten Oberlappen und dem linken
Unterlappen eine gewisse *mechanisch* bedingte Disposition bei, die sich bei
ersterem durch die Gesetze der Durchlüftbarkeit erklären lassen, während bei

---

[1]) Dabei aber meist das *linke* Untergeschoß *stärker* beteiligt!

letzterem „das dem linken Unterlappen anliegende Herz eine respiratorische
Ausdehnungsbeschränkung mit sich bringt, welche dem rechten Unterlappen
erspart ist". Gleichsinnig sprechen auch die nach den ENGELschen Untersuchungen bei angestrengter Atmung junger Säuglinge im Gebiet des linken
Unterlappens stärker ausgebildeten Intercostalwülste. Neben der von ENGEL
angenommenen immun-biologischen örtlichen Disposition spielen also auch
mechanische Momente eine Rolle. Ich möchte mich persönlich mehr der Auffassung einer mechanischen Ursache als dem Vorwiegenden anschließen. Aus
ENGELs Tabellen über den Sitz der Pneumonie in den verschiedenen Lebens-
altern geht hervor: je jünger das Kind, um so häufiger ist der rechte Oberlappen befallen, dann folgt der *linke* Unterlappen, dann der rechte Unterlappen,
„isolierte Mittellappenpneumonien sind selten". Der linke Oberlappen ist
so gut wie niemals befallen.

Eine Tabelle ENGELs über 248 isolierte Lappenpneumonien tut diese Verhältnisse sehr anschaulich dar:

Alter in Jahren	*Rechts:* Oberlappen:	Verhältnis von Unterlappen	*Links:* Oberlappen:	Verhältnis von Unterlappen
0— 3	3,7	1	1	7
4—13	1,7	1	1	51

Als Ursache des relativen Freibleibens des linken Oberlappens vermerkt
ENGEL auf Grund seiner Tuberkulosestudien, daß die zugehörigen Lymph-
knoten „gänzlich außerhalb der Lungen liegen, während für alle anderen Lappen
die Lage innerhalb des hilären Bindegewebes charakteristisch ist".

Beim Sitz in den Untergeschossen entsteht meist ein schwereres Krankheitsbild als bei Lokalisation in den oberen Geschossen, was durch den erschwerten
Abfluß des Sekrets erklärlich ist. Während sich beim Kinde tuberkulöse
Kavernen in der Mehrzahl in den oberen und mittleren Lungenabschnitten
finden, liegen die größeren bronchiektatischen Hohlräume fast immer in den
unteren Teilen. Bezüglich der Doppelseitigkeit der Bronchiektasen bemerke
ich noch folgendes: Schon die physikalische Untersuchung weist öfters durch den
stärkeren Befund auf einer Seite, den geringeren oder fraglichen auf der anderen
darauf hin, daß wir es auf einer Seite mit älteren, früher entstandenen, auf der
anderen mit frischeren beginnenden Veränderungen zu tun haben. Die Jodölkontrastbilder stellen das unter Umständen (s. Abb. 59) sehr schön dar. Bei der
Jodöleingießung vor dem Röntgenschirm in den Hauptbronchus sehen wir,
wie bei Hustenstößen das Jodöl emporsteigt und über die Bifurkation in den
anderen Hauptbronchus hinüberläuft. Wenn wir auch unter natürlichen Verhältnissen bezüglich des Sputums nicht so krasse Verhältnisse erwarten dürfen,
so wird doch durch diese Beobachtungen ersichtlich, daß bei stärkerer Sekretion
infektiöses Sputum nicht so unschwer auf die andere gesunde Seite gerät und
auch hier zu wiederholten Entzündungsprozessen und später zur Entwicklung
von neuen Bronchiektasen führen kann.

Es ist aber zu betonen, daß die post*grippösen* Veränderungen nicht immer
im Untergeschoß der Lunge sitzen müssen, sondern von mir auch im Mittel-
und Obergeschoß angetroffen wurden. Durch diesen Sitz wurde in allen Fällen
bei der Vorbegutachtung eine „Tuberkulose" angenommen. F. FRANKE hat

bereits 1909 auf diese postgrippösen „Lungenspitzenveränderungen" hingewiesen. Ähnliches berichteten nach der Grippepandemie 1918 u. a. CURSCHMANN, TREUPEL, KAYSER-PETERSEN.

Auch LEICHTENSTERN sprach schon bei der Influenza von einer Form der „Pseudophthise" wegen ihrer Neigung in nicht seltenen Fällen sich in den Lungenspitzen zu lokalisieren; diese Spitzenkatarrhe werden oft chronisch und führen durch die Entwicklung „interstitieller pneumonischer Prozesse" zu Verdichtungen und Bronchiektasien mit Kavernensymptomen in den *Ober*lappen.

Weiter kommt in Frage der *Oberlappen*sitz als Folge tuberkulöser Veränderungen: SCHRÖDER erwähnt einen interessanten von HANSEN veröffentlichten Fall, wo sich ausgedehnte narbige Veränderungen in den Lungenspitzen ohne irgendein Zeichen frischer Tuberkulose fanden. „Die in das Narbengewebe eintretenden Bronchien zeigten aber starke Erweiterung; ihre Schleimhaut war chronisch entzündet, aber nicht tuberkulös erkrankt. Es mußten also auch hier stenotische posttuberkulöse Veränderungen der Bronchien durch exspiratorischen Überdruck bronchiektatisch geworden sein" (vgl. BRAUER!).

„Atypischer" Sitz muß auch bei *den* Bronchiektasenfällen in Betracht gezogen werden, die auf der Basis einer kongenitalen Lues entstehen; nach den anatomischen Befunden von NUZZI an Hand der Sektionsergebnisse von 43 Fällen zeigt sich viel häufiger, als die bisher darüber vorliegende spärliche Literatur darauf hinweist, eine ungewöhnliche Entwicklung der Lappen und Spalten der Lunge. Diese ist bedingt durch Varietäten in der Entwicklung des Bronchialbaums, die besonders häufig bei den hereditärsyphilitischen Feten durch häufigere Teilung des Bronchialbaums entstehen.

9. Klinische Diagnose.

a) Blutungen, Husten, äußere Krankheitszeichen.

Die *Diagnose* der Bronchiektasen kann sich nur aufbauen auf der Grundlage des Gesamtbildes einer in sich geschlossenen, sich auf *alle* Fragen erstrekkenden klinischen Untersuchung.

Bezüglich der *Anamnese* sei zunächst auf das oben Gesagte (vgl. Tabelle) hingewiesen. Wir finden immer wieder die Angaben über chronisch verlaufende „Lungenkatarrhe", Zeiten mit mehr oder weniger starken Hustenanfällen, manchmal auch, besonders bei längerem Bestehen, Angabe über Sputumentleerung (s. weiter unten) wie Zeiten völligen Fehlens aller Erscheinungen („ruhende Bronchiektasen")!

Hämoptysen im Kindesalter sind nach meinen Erfahrungen bei Tuberkulose verhältnismäßig selten, weit eher auf schwere Bronchialerkrankungen verdächtig und in den „Bronchiektasenanamnesen" des öfteren anzutreffen. Die Hämoptoe kann von verschiedenster Stärke sein, Blutungen bis zu $1/_2$ Liter kommen vor. Sie stammen meist aus arrodierten, ektatischen Blutgefäßchen oder aus Geschwürsbildungen in den Wandungen der Bronchien. Eine tödliche Hämoptoe beim Kinde aus Bronchiektasen ist meines Wissens bisher nicht beschrieben; in der Erwachsenenliteratur liegen darüber Mitteilungen vor mit Beschreibungen von multiplen kleinen Aneurysmen (Capillaraneurysmen) u. a. von KING, WEST, HANOT und GILBERT POSSELT, CHIARI.

In letzter Zeit wies auch E. Scheidemandel wieder auf die größere Häufigkeit der Bronchiektasenblutungen hin (Klin. Wochenschr. 1927. Nr. 12, S. 554). Er verlor einen 18jährigen kräftigen, vorher ganz gesunden Jüngling infolge einer Varixblutung aus einer etwa haselnußgroßen bronchiektatischen Höhle im rechten Oberlappen. Vgl. auch L. Hofbauer: „Bluthusten" in Jahreskurse f. ärztl. Fortbild. 1927, II.

Der *Husten* kann ganz gering sein oder auch fehlen, besonders bei jüngeren Kindern, oder er tritt nur bei Lagewechsel oder Sekretansammlung und so in vielen Fällen nur in großen Pausen auf. Andererseits ist bei ausgesprochenen Fällen (Pirquet) der stundenlange Husten charakteristisch, der besonders am Morgen die Kinder peinigt, locker klingt und mit der Expektoration reichlichen Auswurfs endigt.

Heubner spricht von Anfällen von „erstickendem Husten" mit Besserung nach Entleerung großer eitriger Sputummengen.

Schmerzen in Brust und Rücken können vorhanden sein.

Erbrechen verschluckten Sputums haben wir wiederholt beobachtet, desgleichen vor der Behandlung ausgesprochene *Appetitlosigkeit* als Folge einer Dyspepsie, die durch die Wirkung des verschluckten Sputums leicht zu erklären ist. Auffallenden Ptyalismus sah ich in keinem meiner Fälle.

Die mangelnde Eßlust braucht aber nicht immer vorhanden zu sein und ist nach Pirquet auch „von der Art der Mikroorganismen abhängig, die sich in den Bronchiektasien angesiedelt haben".

Das *Aussehen der Kinder* kann verschieden sein; in den Entwicklungsstadien und solange der Befund kein schwerer ist, sieht man den Kindern äußerlich meist nicht viel an. Die Schilderung des Allgemeinzustandes ist daher weitgehend abhängig von der Art des beschriebenen Krankenmaterials. Wenn z. B. manche Autoren (Cramer u. a.) zur Abgrenzung gegen tuberkulöse Affektionen erklären, Bronchiektasen kennzeichnen sich durch die fehlende Übereinstimmung zwischen Allgemeinbefinden und physikalischen Krankheitszeichen, so kann ich dem unter Hinweis auf das oft geradezu glänzende Aussehen von Kindern mit sogar erheblichen *tuberkulösen* Lungenveränderungen *nicht* beistimmen! Ein Vorwiegen eines bestimmten Konstitutionstyps ließ sich unter meinem Material nicht feststellen, nur 7 Kinder zeigten den Typ des Asthenikers. Da es sich meist um ausgesprochene Befunde handelte, war der Allgemeineindruck der Kinder in der reichlichen Hälfte der Fälle ein ungünstiger: blasses, elendes Aussehen, schlechter Allgemeinzustand. Dies *allein* dem dürftigen Milieu, dem die meisten Kinder entstammten, zuzuschreiben, halte ich nicht für berechtigt, da wir dies auch bei Kindern aus günstigen Verhältnissen ungefähr in gleichem Maßstabe sahen. Entsprechend dem anämischen Aussehen war auch der *Hämoglobinwert* des Blutes (nach Sahli festgestellt) entsprechend herabgesetzt. Andererseits zeigte ein anderer Teil der Kinder trotz deutlichen Befundes weder physisch noch psychisch eine merkliche Beeinflussung.

Nach meinen Beobachtungen stimme ich Langstein darin zu, daß die chronischen Pneumonien mit Bronchiektasenbildung ein recht schweres, die Entwicklung des Kindes aufs äußerste hemmendes Krankheitsbild heraufbeschwören können. Ich sah eine ganze Reihe solcher ausgesprochener Entwicklungshemmungen, für die leichte „Rachitisreste" nicht allein verantwortlich gemacht werden konnten, es sei denn, daß man in diesen Fällen von

vornherein überhaupt die Neigung zur chronischen Erkrankung des Respirationsapparates mit einer an und für sich minderwertigen konstitutionellen Ver-
anlagung in Zusammenhang bringen will (s. o.). Das erscheint mir aber an-
gesichts der Tatsachen etwas gesucht!

Des öfteren fiel uns das *gedunsene* Gesicht (s. Abb. 12) bei ausgesprochenen
Fällen auf, in einigen Fällen ließen sich auch kleine Gefäßerweiterungen im
Gesicht beobachten, häufiger waren Extasien der oberflächlichen Thoraxvenen.

Dyspnoe, Cyanose, Akrocyanose kommen nicht selten vor und sind bei
Berücksichtigung der Lungenveränderungen und der Beeinflussung des Kreislaufs leicht verständlich.

Wie weit die *Capillarmikroskopie* zur *frühzeitigen* Diagnose herangezogen
werden kann, läßt sich vorerst noch nicht entscheiden. Untersuchungen darüber
sind bei uns im Gange.

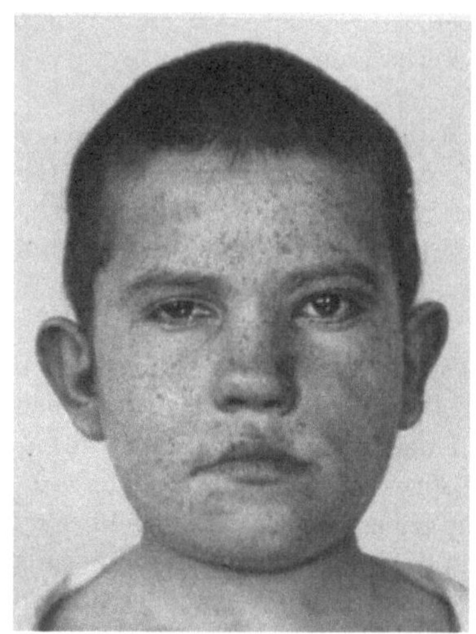

Abb. 12.   „Gedunsenes" Aussehen eines
Bronchiektatikers.

Als weitere Folge treten in manchen
Fällen die Erscheinungen einer *Stauungslunge* hinzu. Es kommt weiter zur Aus-
bildung der bekannten *Trommelschlegelfinger* (BAMBERGER); parallele Erscheinungen
treten an den *Zehen* auf (s. Abb. 13 u. 14).
Ob sie nur als Folge der Zirkulationsstörungen entstehen oder noch ein Reiz
resorbierter Toxine aus Eiter, Bakterien-
flora usw. als Ursache in Frage kommt, ist
zur Zeit noch nicht sicher entschieden.
Mir erscheint das erstere die größere Bedeutung zu haben, nachdem ich bei einem
akut entstehenden Empyem (11 jähriger
Junge) ausgesprochene kolbige Verdickungen
der Endphalangen in wenigen Tagen entstehen und auch später wieder zurückgehen
sah. Im Gegensatz zu den Veränderungen
der Fingerendglieder bleiben die ersten
Phalangen auffallend dünn. P. MARIE hat die Erscheinung als Osteoartropathie
hypertrophiante pneumique bezeichnet; es handelt sich um eine durch periostale
Wucherungen verursachte Verdickung und Verbreiterung der Endphalangen,
meist mit Beteiligung der Weichteile. Die Nägel sind breit, groß, oft „wie ein
Papageischnabel" gekrümmt; „das Aussehen der Hände ist nicht nur hyper-
trophisch, sondern auch deformiert". Diese Deformierung ist nach JESSNER
ein Hauptunterschied gegenüber der gleichmäßigen Vergrößerung durch Über-
wachstum bei Akromegalie. Schmerzen werden durch die meist symmetrischen
Veränderungen nicht hervorgerufen. LOESCHCKE erklärt die Entstehung der
Trommelschlegelfinger durch Angiospasmen, die in erster Linie an den der
Kälte am meisten exponierten Teilen des Körpers ausgelöst würden, und bringt
damit in engen Zusammenhang die bei Bronchiektatikern beobachtete Cyanose
und Kälte von Nasenspitze und Ohren.

Der Ansicht einiger Autoren (u. a. PFAUNDLER, v. BERNUTH), daß Trommelschlegelfinger gegen Tuberkulose sprächen, kann ich mich nicht voll und
ganz anschließen, da wir bei unserem großen Tuberkulosematerial wiederholt

ausgesprochene gleichartige Veränderungen bei chronisch verlaufenden Lungentuberkulosen fanden. Ähnliches berichtete auch DUKEN, der noch besonders

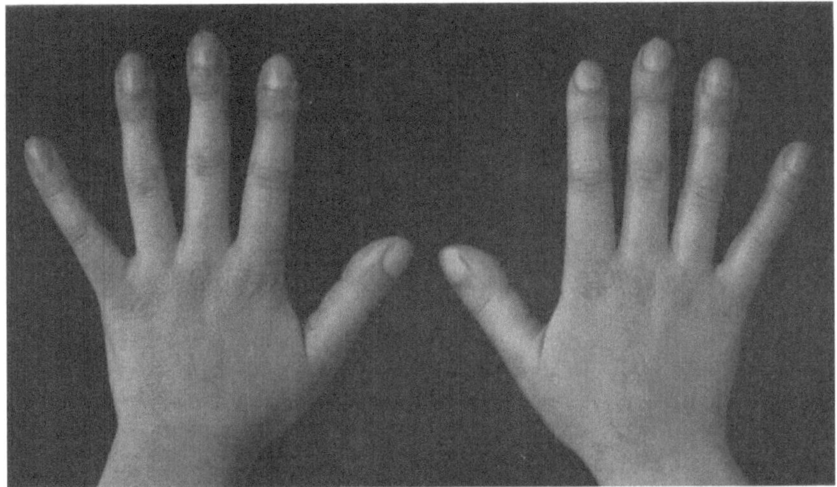

Abb. 13. Trommelschlegelfinger.

auf die „ersten Anfänge" der Trommelschlegelfinger, die leicht lividen und
sphärisch gekrümmten Fingernägel hinweist.

Daß die oft erheblichen *Schrumpfungsprozesse* im Verlauf der Bronchiektasien sich auch äußerlich ausprägen, drückt sich vielfach ausgesprochen

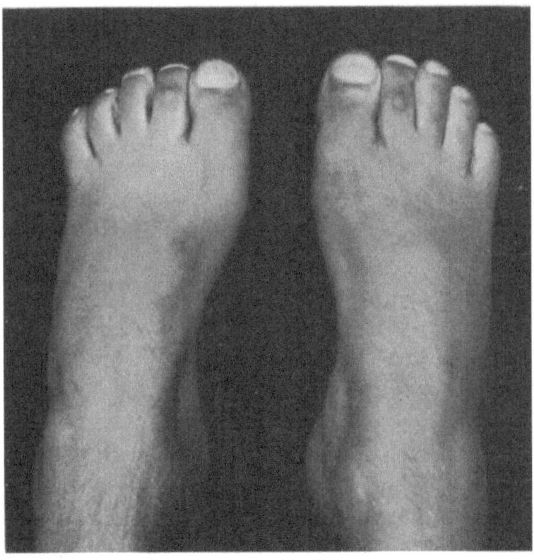

Abb. 14. Trommelschlegelzehen.

schon durch deutliche Abflachung des Thorax, Einziehung der Intercostalräume, starkes Zurückbleiben einer Seite bei der Atmung und durch Verziehung des Herzens (auffallend starke Verlagerung des Herzspitzenstoßes)

aus. Auch Skoliosen durch postpleuritischen Schrumpfungszug wurden an unseren Kindern im Entstehen beobachtet.

b) Physikalischer Lungenbefund.

Der *physikalische Befund* kann im Rahmen des klinischen Bildes die Diagnose oft leicht, oft fast unmöglich machen. Die Symptome können recht vielgestaltig und raschem Wechsel unterworfen oder auch gerade durch ihre Persistenz charakteristisch sein. Nach meinen Beobachtungen brauchen die physikalischen Symptome gerade beim Kinde aber keineswegs immer deutlich ausgesprochen zu sein. Perkutorisch und auscultatorisch kann lange Zeit oder in großen Pausen ein sicherer Befund fehlen! Leicht ist die Diagnose, wenn die Tuberkulinprüfungen ein negatives Resultat zeitigen. Während die Perkussion, insonderheit bei Beteiligung der Pleura, nur wenig eindeutige Schlüsse erlaubt, ist die Auscultation besser zu verwerten. *Perkutorisch* machen zentrale Bronchiektasen, ferner ganz kleine sowie auch längere, zylindrische mit geringem Durchmesser kaum Erscheinungen. Größere Erweiterungen geben, mit Sekret gefüllt, ausgesprochene Dämpfungen, nach Entleerung nicht selten tympanitischen Beiklang; Kavernen zeigen bei der Perkussion dieselben Symptome wie bei der Tuberkulose. *Auscultatorisch* hören wir bei größeren, oberflächlichen Erweiterungen bronchiales, auch mal amphorisches Atmen. Sind die Bronchiektasen mit Sekret gefüllt, verschwindet das Atemgeräusch; wir hören dann oft nur Geräusche aus dem umgebenden infiltrierten Gewebe. Die Bronchiektasengeräusche haben nicht selten einen ausgesprochen klingenden Charakter; auch das von BOSSERT und LEICHTENTRITT beschriebene „Maschinengewehrgeknatter" konnten wir bei *einzelnen* Fällen, besonders solchen aus der Zeit bald nach der großen Grippeepidemie feststellen. Als Pathognostikum tritt es aber bei unseren Fällen zahlenmäßig *nicht* besonders hervor. „Trockene" Bronchiektasien können lange Zeit überhaupt keine auscultatorischen Symptome machen; das gleiche gilt beim Abhorchen des Thorax für *zentral* gelegenen Veränderungen. Gerade hierbei sollte man vielmehr, als es geschieht, von der *oralen* Auscultation Gebrauch machen. Bei der Bronchiektasendiagnose geben uns nach meinen Erfahrungen die *oralen Rasselgeräusche* oft einen deutlichen Hinweis, wo die Auscultation am Thorax selbst nur unsichere oder negative Befunde erheben läßt. An diesem selbst hören wir in anderen Fällen alle Klanglaute der uns bekannten Rasselgeräusche je nach dem Stadium der Pathogenese der Bronchialveränderungen. Charakteristisch ist weiter der Wechsel des Befundes, besonders in den unteren, medialen Lungenpartien, wenn wir immer wieder an derselben Stelle zu verschiedenen Auscultationszeiten, bald Atmen von bronchialem Typ, bald klingendes Rasseln, bald abgeschwächtes Atmen hören; gerade diesem bunten *Wechsel des Auscultationsbefundes,* auch vor und nach der Expektoration, wohnt ein hoher diagnostischer Wert inne.

Zu bemerken ist noch, daß bei medial gelegenen Bronchiektasen Bronchialatmen und Rasselgeräusche so deutlich nach der anderen Seite fortgeleitet werden können, daß der Untersucher irrtümlicherweise auch auf der gesunden Seite entsprechende Veränderungen vermutet. Bei zentralen Veränderungen ist neben der hier besonders wertvollen oralen *Auscultation* die *in der Achselhöhle* nicht zu vergessen! Vorwiegen von Vesiculäratmen gibt uns einen gewissen Gradmesser für noch vorhandenes atmungsfähiges Lungengewebe. Bezüglich der physikalischen (auscultatorischen) Diagnostik von Bronchiektasen an Pertussislungen mahnt POSPISCHILL zu großer Vorsicht, da infolge der vielgestaltigen Möglichkeiten klinische Detaildiagnosen an Pertussislungen bei ungenügender Beobachtung dann leicht zu Fehlschlüssen führen können: „Die Bronchiektasie der pertussiskranken Kinder bietet kein einziges akustisches Phänomen dar, das nicht auch die peribronchitischen Infiltrate der „Pertussislunge" schon fertig brächten, und sie selbst bescheidet sich sogar meist mit den bei der letzteren gewöhnlichen Auscultationsbefunden. Kavernen sind doch im ganzen schon seltenere Befunde und zumindest nicht immer spezifischen Pertussisbronchiektasien zugehörig, und selbst Höhlensymptome vermag die Lunge bei der Pertussis mit den ihr hier stets zu Gebote stehenden geringen Mitteln täuschend nachzuahmen. Die Symptome der Bronchiektasie werden also meist von den gleichen der immer auch vorhandenen gewöhnlichen Pertussislungenschädigung gedeckt, die Bronchiektasie selbst durch die letztere oft vorgetäuscht".

Auch die von TURBAN so genannten „Narbenbronchitiden" und „Narbenkatarrhe" als Reste einer ausgeheilten Tuberkulose entsprechen wohl nicht selten bronchiektatischen Veränderungen. Bronchophonie und Stimmfremitus gehen in ihrem Verhalten mit der Größe, dem Füllungszustand, der Infiltration des umgebenden Gewebes, der Beteiligung der Pleura konform.

c) Der Sputumbefund.

Dem *Verhalten des Sputums* wird in der Bronchiektasendiagnose der Erwachsenen, also in meist vorgeschrittenen Fällen, ein hoher diagnostischer Wert beigemessen. Bei den Vor- und Entwicklungsstadien und leichten Graden von entwickelten Bronchialerweiterungen im Kindesalter trifft dies nicht immer so zu. Ein wesentlicher Punkt der Bronchiektasendiagnose bleibt aber der *Entleerungsrhythmus* des Sputums: der Wechsel von auswurfsfreien Intervallen mit in kurzer Zeit erfolgenden „gußweisen" Entleerungen reichlichen eitrigen Auswurfs. Schon VON CRIEGERN wies darauf nachdrücklich hin. Besonders deutlich trat dies auch bei „okkulten" Bronchiektasen auf, wenn wir die Kinder in die von mir für unsere Zwecke modifizierte Quinkelage brachten (Näheres darüber bei der Therapie).

Nach BRAUER wird der Bronchus durch die entzündlichen Veränderungen aus einem mitarbeitenden funktionierenden Organ zu einem passiven funktionell toten Rohr. Die klinische Bedeutung äußert sich dann so: Beim eigentlichen Bronchiektatiker und beim Phthisiker *mit* Bronchiektasien maulvolle Expektorationen, bei dem Lungentuberkulösen *ohne* Bronchialerweiterungen gleichmäßig klumpige Auswurfentleerung. Typisch ist die „maulvolle" Entleerung, die ich auch bei anscheinend nicht besonders großen Bronchiektasen beobachtete. Öfters tritt bei sonst „fehlendem" Sputum bei plötzlichem Lagewechsel, z. B. aus dem Liegen in den Sitz, durch Hustenreiz eine derartige Expektoration auf. Nicht selten sind die Bronchiektasen beim Kind auffallend „trocken", sie „fließen" dann aber bei Anwendung der Quinkelage oft noch aus. Andererseits ist nach FEER besonders verdächtig, „wenn jüngere Kinder schon auswerfen".

Genugsam bekannt ist, wie fast in der Regel jüngere Kinder bei nicht besonders starkem Hustenreiz das Sputum verschlucken. Um ein deutliches Bild über den Grad der vorhandenen Sputumentleerung zu haben, muß bei stationärer

Beobachtung das 24stündige Sputum gesammelt und gemessen werden; zu
schneller Orientierung haben wir in der Temperatur-pp-Kurve Sputumkurven
eingetragen, bei der jede Änderung sofort in die Augen springt und die periodi-
schen Schwankungen sich instruktiver übersehen lassen (s. w. u.).

Bei den gewöhnlichen zylindrischen Bronchiektasen kann, wie der Husten,
auch das Sputum fehlen. Andererseits ist wieder die Sputumentleerung, in
größeren Pausen erfolgend, von einem Husten begleitet „attackenweise und
krampfhaft, pertussisähnlich ohne juchzendes Inspirium" (KLEINSCHMIDT).

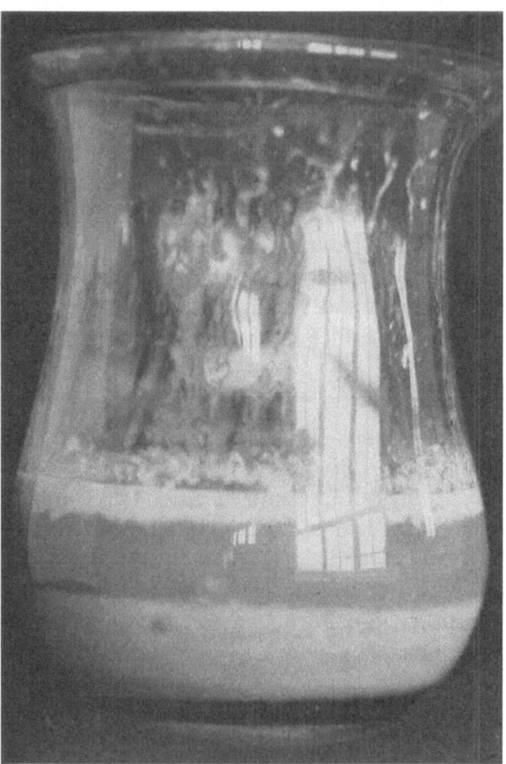

Abb. 15. Dreischichtensputum.

Reichlicheres Sputum ist
meist erst bei den ausgesprochen sackförmigen Bronchiektasen vorhanden.

Einschränkend bemerkt dazu
POSPISCHILL: „Massiges mund-
volles Sputum ist von mir zumindest schon ebenso oft bei
pertussiskranken Kindern ohne,
wie bei solchen mit Bronchiektasen (letzteres beides nach den
Sektionsbefunden) beobachtet
worden".

Aus leicht erklärlichen Gründen (s. o.) ist die Sputumentleerung aus den in den oberen
Lungenabschnitten lokalisierten
bronchiektatischen Veränderungen eine bessere wie aus den
unteren.

Alles in allem ist die Menge
des entleerten Sputums auch
bei ähnlichen Krankheitsstadien
bei Kindern eine sehr schwankende. Das als typisch beschriebene, dreischichtige Sputum (s.
Abb. 15): obere Schicht schau-
mig, schleimigeitrig; mittlere
Schicht grüngelblich, serös, untere Schicht grüngelblich, gleichmäßig eitrig,
ist beim Kinde seltener. Ich sah es in einzelnen Fällen besonders schwerer
Bronchiektasen, ferner bei einem Fall von Lungengangrän, wo mikroskopisch
eine Trennung von Bronchiektasensputum wegen frappanter Ähnlichkeit nicht
möglich war. Sonst kann das Sputum reineitrig oder auch nur flüssigschaumig
sein, manchmal münzenförmig geballt, ähnlich wie bei Tuberkulose, des öfteren
finden sich kleinere oder stärkere Blutbeimengungen.

Die *Reaktion* ist meist alkalisch, wird aber nach Stehen des Sputums sauer.
Die *Menge* schwankt in weiten Grenzen, je nach dem Stadium der Erkrankung
und Komplikationen.

Der *Geruch* ist sehr verschieden, kann aber ebenso wie die Exspirations-
luft außerordentlich stinkend sein, besonders in den im Kindesalter selteneren

schweren Fällen oder bei Komplikation mit hinzutretender Gangrän. In solchen Fällen soll aber bei Diabetikern meist *kein* derartiger Fötor auftreten (TOSSELT).

Der *„Geschmack"* des Sputums wurde von den Kindern öfters als „süßlich" bezeichnet, manchmal als „Blutgeschmack" angegeben. Auch die *mikroskopische Untersuchung* bringt nicht immer eine scharfe Trennung. Meist handelt es sich um ein ausgesprochenes Leukocytensputum. Reine oder vorwiegende Lymphocytensputa sprechen mehr für Tuberkulose, doch soll nach ARNHEIM bei Pertussis nach anfänglicher Leukocytose lymphocytenreiches Sputum auftreten. Eosinophile Zellen sind nicht häufig, ihr Befund recht wechselnd, bei stärkerem Vorkommen in engem Zusammenhang mit Ätiologie oder Komplikationen zu werten.

Cylinderepithelien finden sich nur im Anfangsstadium; später verschwinden die mit Flimmern besetzten Formen, da infolge der fortschreitenden Atrophie „das zylindrische Bronchialepithel in mehr kubisches übergeht und die Flimmern verliert" (v. HÖSSLIN).

DITTRICHsche Pfröpfe und Fettsäurenadeln und -krystalle werden beim Kinde seltener gefunden (unter meinen Fällen zweimal). Häufiger gelingt der Nachweis elastischer Fasern, in besonderen Fällen finden sich mitunter spärliche Teilchen von Lungenparenchym. Man muß sich hüten, Speisekrümel aus cariösen Zähnen, Tonsillarpfröpfe und Aktinomyceskörnchen mit DITTRICHschen Pfröpfen zu verwechseln. Fetttröpfchen kommt eine besondere diagnostische Bedeutung nicht zu; MUNK und E. MEYER beschreiben besondere „Lipoidkügelchen". Hefezellen sind in kavernösen Fällen häufig.

Die *bakteriologische Untersuchung* des Auswurfs hat ihren größten Wert in dem *negativen* Ausfall der Prüfung auf Tuberkelbacillen; bei Kindern, die das Sputum verschlucken, gilt das gleiche für die entsprechende Untersuchung des Mageninhaltes und der Faeces. Der Befund von säurefesten Stäbchen im Stuhl ist mit großer Kritik zu werten, wie nachstehendes Beispiel eines selbstbeobachteten Falles beweisen soll.

12jähriges Mädchen; klinische Diagnose: Bronchiektasen. Kein Sputum zu erhalten, da alles verschluckt wird. Tuberkulinreaktionen mehrfach negativ; Tuberkulose wird ausgeschlossen. In den Faeces zahlreiche säurefeste Stäbchen von Form der Tuberkelbacillen. Tierversuch negativ. Im Vaginalsekret massenhaft gleichartige Bacillen, desgleichen beim Abschaben des Dammes. Wir nahmen in den äußeren Analring gelangte Smegmabacillen an.

Niemals sollten in wichtigen Fällen für Tuberkelbacillennachweis vorher benutzte Objektträger verwandt, desgleichen nicht das Färben des Präparates mit anderen zusammen in einer gemeinsamen Farbstoffwanne vorgenommen werden. In jedem Zweifelsfalle muß unbedingt ein- oder mehrfach der Tierversuch herangezogen werden, der bei oft negativem Sputumbefund in dem einen oder anderen Falle nach unseren Erfahrungen doch noch positiv ausfällt. SCHRÖDER und besonders HEUBNER bei Kindern haben andererseits darauf hingewiesen, daß ein sekundäres Eindringen von Tuberkelbacillen in bronchiektatische Kavernen möglich ist, ohne daß eine Tuberkulose an sich überhaupt vorliegt. Demgegenüber sind die Beobachtungen zu erwähnen, die über das *Vorkommen säurefester Stäbchen,* sog. Pseudotuberkelbacillen, die mit Tuberkulose nichts zu tun haben, in Bronchiektasien, besonders solcher mit Kavernenbildung, berichten. Der Befund ist nach BRAUER selten, bei meinem Material beobachtete ich zweimal derartige Stäbchen, bei denen wir nach wiederholten

Meerschweinchenversuchen glauben möchten, daß es sich um säurefeste Sapro-
phyten gehandelt hat. Bei ihrer weiten Verbreitung in der freien Natur ist es
verwunderlich, daß ihr Nachweis nicht öfter berichtet wird. Ausführliche Mitteilungen über die säurefesten Stäbchen, ihr Vorkommen, ihre Differenzierung
hat BRAUER in seinem Referat über Bronchiektasen auf dem Kongreß für innere
Medizin 1925 gemacht, auf das hier verwiesen werden soll. Zuerst gefunden
wurden sie 1898 von PAPPENHEIM in Bronchiektasensputum, der sie zunächst
für Smegmabacillen hielt, dann weiterhin von FRÄNKEL, BERGSTRAND, KAYSER-
LING u. a. RABINOWITSCH züchtete 1900 aus Gangränsputum säurefeste Myko-
bacillen, die große Ähnlichkeit mit den MÖLLERschen Thimoteebacillen zeigten.
Hingewiesen sei auch noch auf die in letzter Zeit wieder betonte Frage der
Infektion des Menschen mit Hühnertuberkulose (LÖWENSTEIN), deren Nachweis
nach BRAUER aber durch den Fütterungsversuch (nicht Injektion!) bei Hühnern
erfolgen soll. RAYER und BORY wiesen bei Bronchiektasiekranken des öfteren
einen Pilz nach, den sie als Oospera pulmonalis bezeichneten. Findet man im
Sputum säurefeste Stäbchen, die länger als Tuberkelbacillen sind, so soll man
nach BRAUER auch an Streptothrix denken und den frischen Auswurf genau
„auf kleine Körnchen und Linsen“ und „die feinen Fadengewirre der Strepto-
thrixpilze“ untersuchen. BRAUER legt für diese Untersuchungen, wie die auf
Tuberkelbacillen, ferner auch die differentialdiagnostisch in Betracht kommenden
Hämatoidinkrystalle auf Hell-Dunkelfeldprüfung großen Wert (RENZ 1864,
MARCHAND).

Zu betonen bleibt, daß der *Nachweis säurefester Stäbchen* eine *seltene* Aus-
nahme darstellt und daß der Verdacht auf Tuberkulose zunächst im Vorder-
grunde stehen muß.

Sonst ist das bakteriologische Bild des Bronchiektasensputums ein recht
buntes, wir finden ein Gewirr von allen möglichen Kokken und Bakterien.
Von einer systematischen kulturellen Prüfung der Sputa meiner Fälle habe ich
in den meisten Fällen abgesehen, da kein besonderes Ergebnis zu erwarten schien.
In einem schweren Fall mit komplizierender Gangrän konnte kulturell Bact.
coli festgestellt werden, in anderen im gefärbten Präparat — häufiger als sonst —
Spirillen. Das Vorkommen von Pneumokokken besagt bei ihrer Häufigkeit
nur etwas, wenn sie in großer Menge auftreten. In verhältnismäßig wenigen
Fällen aus den Jahren bald nach der großen Grippeepidemie und ihren Nach-
läufern gelang uns schon im Ausstrich die Darstellung von Influenzastäbchen in
„Reinkultur“. Doch konnten wir diesen Befund viel seltener erheben, als wir
nach den Mitteilungen aus der Grippezeit von BOSSERT und LEICHTENTRITT
und früher wie später von VOGT, KLEINSCHMIDT, POSPISCHILL u. a. erwartet
hätten. Wie weit unsere „Technik“ dabei beteiligt war, muß ich dahingestellt
sein lassen. Zu bemerken wäre aber, daß die Fälle mit Influenzabacillennachweis
oft mit dem auscultatorischen Befund „Maschinengewehrknatter“ konform
gingen. STEINMEYERs Angabe, daß der Geruch des Sputums dort besonders
intensiv war, wo sich Leptothrix nachweisen ließ — bei ausgesprochenen Fällen
meines Erachtens ein fast regelmäßige Vorkommnis (Nachweis auch durch
Jodfärbung) —, können wir beim Kinde bei entwickelten Bronchiektasen mit
reichlichem Sputum bestätigen. Bei faulig zersetztem Sputum ist nach POSSELT
nur sehr wenig Mucin nachweisbar. Im Gegensatz zur Bronchitis wird es im

Bronchiektasensputum überhaupt im allgemeinen (Renk, Wanner) wenig oder gar nicht gefunden.

Über *chemische* Untersuchungen ist zu bemerken: Als Spaltprodukte wurden von F. Müller sekundäre Albumosen nachgewiesen, die nach Kossel in rein schleimigen Sputis fehlen. Bamberger fand niedere Fettsäuren, Essigsäure, Ameisensäure, welch letzteres Petters nicht bestätigen konnte. Die Mengen von Ameisen- und Essigsäure sind nach Bück überhaupt sehr gering. Petters stellte auch Caprin- und Caprylsäure fest.

Leyden und Jaffé, Biermer u. a. wiesen in altem Bronchiektasensputum und Dittrichschen Pfröpfchen die Bildung von Leucin und Tyrosin nach, ferner Bamberger, Leyden und Jaffé, Petters, Wanner u. a. freies Ammoniak. In seltenen Fällen kommen Cholestearinkrystalle (Thissen), desgleichen solche von Oxalsäure (Peyer) und phosphorsaurer Ammoniakmagnesia (sog. Sargdeckelformen) zur Beobachtung.

Wanner konnte eine Erhöhung des Reststickstoffs feststellen; Angaben über quantitative Untersuchungen des Verhältnisses von Wasser zu organischen und anorganischen Substanzen von Bamberger, Falk u. a. finden sich s. Literaturverzeichnis bei v. Hoesslin S. 178.

„Die absolute Menge des Wassers und der den Körper mit dem Sputum verlassenden Salze sind zuweilen recht groß" (v. Hösslin). In einem von Falk untersuchten Fall von Bronchiektasie betrug der tägliche Verlust: 1,74—3,7 NaCl, 0,583—1,286 P_2O_5 und 2,44—5,57 Gesamtasche.

Entsprechend dem wechselnden Charakter der Veränderungen ist im Sputum das Vorkommen von Fäulnisprodukten bei schweren Fällen von verschiedenen Autoren nachgewiesen und verständlich. Löbich und von Rokitansky isolierten z. B. Kadaverin und „ein nicht näher bestimmbares Diamin". — Der Fettgehalt ist abhängig von dem Gehalt an Eiterkörperchen; die bisher vorliegenden Untersuchungen über höhere und niedere Fettsäuren, Neutralfett, Seifen ergeben kein einheitliches Bild. Auch hier sind Schwankungen in erheblichen Breiten nach dem Stadium und augenblicklichen Charakter der Erkrankung selbstverständlich. In letzter Zeit berichtete Reinwein (Zeitschr. f. physiol. Chemie. Bd. 156) über die eingehende chemische Untersuchung eines Bronchiektatikersputums; bei der Autopsie konnte keine Tuberkulose nachgewiesen werden. Die chemische Analyse des von Mucin und Eiweiß befreiten Sputums ergab Histidin, Neosin und Putrescin; ferner wurden noch andere nicht identifizierbare imidazolhaltige Substanzen festgestellt; Tyrosin wurde nicht gefunden.

Falk wies einmal Lecithin nach, weitere Untersuchungen liegen meines Wissens nicht vor. — Der *Calorienverlust* ist in ernsteren Fällen nicht zu unterschätzen. v. Hösslin führt ausführlicher eine Untersuchung von Plesch an: danach gingen verloren „von dem Stickstoff der Einnahme 18,84%, vom Fett 3,06%, von den zugeführten Calorien 4,08%; der Calorienverlust betrug 17,33% des Calorienwertes der gesamten Ausscheidung und 38,6% der resorbierten und aus dem Körper unverbraucht abgegebenen Calorien".

Die Prüfung des *Eiweißgehaltes,* wie sie zur Differenzierung einfacher Bronchitissputen von solchen bei schweren entzündlichen Veränderungen benutzt wird, ergibt je nach dem Zustandsbild schwankende Ergebnisse.

d) Temperatur.

Fieber fehlt in leichten Fällen meist, in mittelschweren beobachteten wir unregelmäßige, bei Sekretverhaltung höher ansteigende, subfebrile Temperaturen, in vereinzelten sehr schweren Fällen war die Temperaturkurve intermittierend, sepsisartig. Hier lagen wohl auch bronchopneumonische oder septische Schübe vor, da die Temperatursteigerungen fast immer mit starken Schüttelfrösten einhergingen.

e) Der Blutstatus.

Was sagt uns der *Blutstatus* in der Klinik der Bronchiektasen? Es ist von vornherein naheliegend, daß bei Berücksichtigung der von BRAUER inaugurierten pathogenetischen Gesichtspunkte sich ein schematisches, immer zutreffendes Bild nicht ergeben kann. Die allgemeine Auffassung, daß differentialdiagnostisch niedrige *Leukocyten*zahlen mehr für Tuberkulose, höhere eher für unspezifische Lungeninfiltrationen oder schwerere Veränderungen zutreffen, trifft wohl in manchen Fällen zu, gibt aber nach meinen Beobachtungen nicht immer einheitliche Anhaltspunkte.

BOSSERT maß bei seinen post*grippösen* Bronchiektasenbeobachtungen einer Leukocytose erheblichen Wert bei. Das wird für die damaligen „frischen" „Grippe"fälle sicher seine Berechtigung gehabt haben. Auch RIETSCHEL betont in seinem Lehrbuch der Kinderheilkunde die differentialdiagnostische Bedeutung einer Leukocytenzahl über 10 000. KLEINSCHMIDT will aber nicht so weit gehen wie BOSSERT, der schon bei mehr als 12 000 Leukocyten den tuberkulösen Charakter der Erkrankung ablehnt.

Wir haben bei unserem Material wiederholt in jedem Falle sorgfältige Blutstaten erhoben und sind *nicht* immer zu einer *sicheren* Entscheidungsmöglichkeit auf Grund des Blutbefundes gekommen, wenn wir ihn auch keineswegs als klinisches Hilfsmittel im Rahmen des Gesamtbildes missen möchten. Gerade die Vergleichsmöglichkeit an unserer großen Zahl von tuberkulosekranken Kindern verschiedenster Formen hat uns zu größter Vorsicht erzogen. Sehen wir doch in buntem Wechsel auch bei den verschiedenartigsten Tuberkulosefällen bald recht niedrige, bald aber auch recht hohe Leukocytenzahlen mit starker Linksverschiebung des Blutbildes.

Fasse ich unsere eigenen Beobachtungen bei Bronchiektatikern zusammen, so ergab sich folgendes: Da uns der Grenzwert 10 000 Leukocyten etwas niedrig gegriffen schien, legten wir für die Beurteilung 12 000 zugrunde. So fanden wir bei 37 Fällen Leukocytenwerte *über* 12 000, dagegen bei 77 Fällen Werte *unter* 12 000. Die *Prüfung des Differentialblutbildes* ergab unter Berücksichtigung der physiologischen Verschiebungen in den verschiedenen Altersperioden ohne sonstige auffallende Besonderheiten: bei 53 Fällen eine ausgesprochene Linksverschiebung, bei 61 Fällen dagegen keine derartige Veränderung. Zu bemerken ist, daß wir besonders hohe Leukocytenwerte und ausgesprochenste Linksverschiebung bei den Fällen sahen, die mit stärkerer Sekretion einhergingen; hier bot dann durch die bakteriologische Sputumuntersuchung die Differenzierung gegen Tuberkulose natürlich keine nennenswerten Schwierigkeiten mehr.

Selbstverständlich war uns eine Leukocytose und Linksverschiebung bei vorliegenden frischen bronchopneumonischen Schüben. Auch eine Differenzierung der Leukocytenzahlen in bezug auf tuberkulinpositive und -negative Fälle ergibt keine diagnostisch verwertbaren Gesichtspunkte.

Tuberkulinreaktion +		Tuberkulinreaktion bis 1 : 10 intracutan —	
Leukocyten		Leukocyten	
über 12 000	unter 12 000	über 12 000	unter 12 000
23	31	9	23
5	12 Reaktion erst bei 1:10 intra- cutan +	—	—

Zur Ergänzung des hämoklinischen Status zogen wir ferner heran die Bestimmung der *Erythrocytensenkungsgeschwindigkeit* (S.R.) nach der Methode von WESTERGREN und in einer kleineren Anzahl von Fällen die *Globulinfällungsreaktion* mit Chlornatriumlösung nach FRISCH-STARLINGER. Die Verwendung der S.R. hat sich uns im Einzelfall bewährt, wenn das kranke Kind längere Zeit unter stationärer Beobachtung bleibt, alle die bekannten Einflüsse, die die S.R. leicht beeinflussen, dementsprechend in unsere Rechnung eingestellt werden können und die S.R. in öfteren Wiederholungen kurvenmäßig verfolgt wird. Bei den der S.R. systematisch unterworfenen Fällen zeigten sich:

Normale S.R.-Werte in . . . . . . 62 Fällen.
Erhöhte S.R.-Werte in . . . . 20 ,,
Schwankende S.R.-Werte in . . . . . 3 ,,
Bald zur Norm abfallende S.R.-Werte in 8 ,,

Nach unseren Beobachtungen von über 13 000 Einzeluntersuchungen der S.R. glauben wir uns berechtigt, sagen zu dürfen, daß die S.R. uns im Rahmen des klinischen Bildes wertvolle Dienste geleistet hat, da bei ähnlichen physikalischen Befunden auf der Basis einer Tuberkulose die S.R.-Werte fast durchweg *über* dem Normalwert der 1. Ablesung nach 1 Stunde lagen, oder bei manchen Tuberkuloseformen bei normalem Einstundenwert eine weit über das normale Maß gehende Differenz zum Zweistundenwert aufwiesen. Mit einer ausgesprochenen Besserung des klinischen Befundes sanken die S.R.-Werte, während wir erhöhte Werte bei solchen Fällen in erster Linie sahen, wo entweder die Bronchiektasen in „frischem" Entwicklungsstadium oder durch bronchopneumonische Schübe kompliziert waren. In besonders schweren, aber torpid verlaufenden Bronchiektasenfällen war trotz manchmal erheblicher Auswurfmenge, der S.R.-Wert so auffallend niedrig, wie wir ihn bei ähnlich schwerer Lungentuberkulose nur in seltenen Ausnahmen fanden, wobei aber der positive Tuberkelbacillenbefund im Sputum die Situation schnell klärte; andererseits wiesen uns *ständig deutlich erhöhte S.R.-Werte* auf eine *Tuberkulose* als *Haupt*ursache, die fast durchweg in der weiteren Beobachtung bestätigt wurde. Diese Fälle sind, wie bereits angeführt, aus dem der Arbeit zugrunde liegenden Material ganz ausgeschaltet. Über gleiche Beobachtungen wie die unsrigen berichtete kürzlich KLARE.

DUKEN teilte jüngst eine Beobachtung mit, wo bei Bronchiektasenverdacht die oft wiederholte Sputumuntersuchung auf Tuberkelbacillen negativ ausfiel, der Tierversuch aber positiv war. Die ganz ungewöhnlich beschleunigte R. S. von 102 mm Einstundenwert nach WESTERGREN mußte auch nach unseren Erfahrungen hier stark im Sinne eines Tuberkuloseverdachts sprechen.

In einem kleinen Teil unserer Fälle zogen wir zur Ergänzung die Fl. R. im Serum heran; das Resultat war 18 mal negativ, 5 mal positiv. Die Ergebnisse entsprachen im negativen Ausfall einem niedrigen S. R.-Wert, im positiven Ausfall einem erhöhten S. R.-Wert.

f) Der Röntgenbefund.

Der *Röntgenbefund* der Bronchialerweiterungen bedarf einer ausführlichen Darstellung; manche Widersprüche in der Literatur sind erklärlich, wenn wir

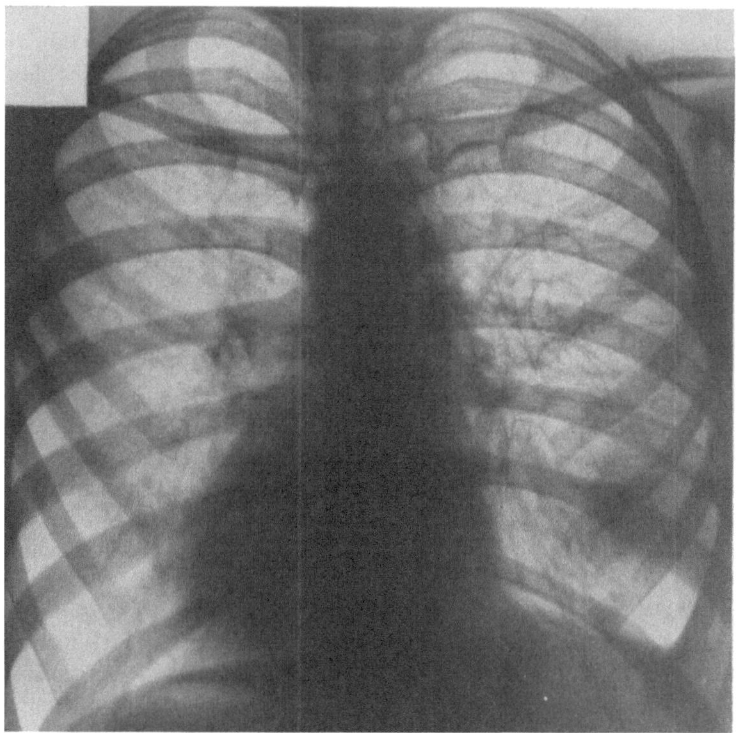

Abb. 16. Großwabig cystische Schatten in der rechten Lunge; nach Vorgeschichte vielleicht angeborene „Bronchiektasen" (?).

die verschiedenen Zustandsbilder in der Bronchiektasenentwicklung selbst und bei den ausgebildeten Formen berücksichtigen. Wie überall in der Deutung des radiologischen Bildes, sei es am Schirm, sei es an der Platte oder dem Film, ist auch hier größte *Kritik* und *Erfahrung* unbedingtes Erfordernis.

Zu trennen sind die Röntgenbefunde bei zylindrischen und sackförmigen Bronchiektasen sowie bronchiektatischen Kavernen.

Jedem Röntgenologen ist das Bild der „verstärkten peripheren Lungenzeichnung" bekannt, das, einerseits der Ausdruck verschiedenartigster pathologischer Ursachen, andererseits aber weitgehend von der Technik der Aufnahme abhängig, bei sehr weichen Aufnahmen gar keine pathologische Veränderung anzuzeigen braucht. Schon bei Kindern im Alter von 1 Tag bis 18 Monaten hat PIERSON vom ersten Tag an sehr kleine zirkuläre Schatten von 2—3 mm im Umfang an den Enden der Bronchienteilung nachgewiesen. Aus seinen lange Zeit fortgesetzten Beobachtungen geht hervor, daß derartige geringe röntgenologische „Veränderungen" bei den Lungen fast aller jungen Kinder zu finden sind. Unter 80 Kindern im Alter von 3—13 Jahren fand er 48 mal sichtbare derartige röntgenologische Veränderungen, aber nur bei 15 ergab die körperliche Untersuchung einen pathologischen Befund.

Krankengeschichte 502/25, 706/25 (zu Abb. 16 u. 17):

12jähriges Mädchen, in der körperlichen Entwicklung stark zurückgeblieben. Nach Erzählung der Mutter schon seit ersten Lebensmonaten Husten, mit 1 Jahr Lungenentzündung, später Auswurf, mit 11 Jahren Masern. Thorax: Reste überstandener Rachitis. Lunge: Über rechter Hilusgegend feuchtes und $^1/_2$ klingendes Rasseln. Oral: Rasseln +. Eine versuchsweise Pneumothoraxanlage läßt die Wabenzeichnung noch deutlicher hervortreten, hat aber auf den Befund keinen nachhaltigen Einfluß. Im Sputum sind nie Tuberkelbacillen nachzuweisen, der Tierversuch ist negativ. PIRQUETsche Reaktion +; Temperaturen normal. Leukocyten dauernd zwischen 5000—7500. Im Differentialblutbild vorübergehend

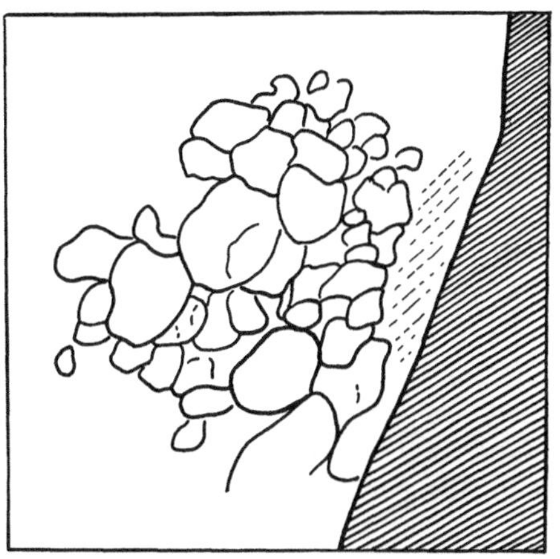

Abb. 17. Schematische Pause am Leuchtkasten (rechte Hilusgegend, zu Abb. 16). Bild seitenverkehrt, verkleinert.

leichte Linksverschiebung, sonst o. B. Die Senkungsgeschwindigkeit (WESTERGREN) der Roten wechselt, doch meist niedrige Werte.

Die zweite stationäre Beobachtung ein Jahr später, ergibt im wesentlichen dasselbe, nur hat sich inzwischen auf der rechten Seite als Folge einer Pleuritis eine leichte Schwarte gebildet.

Die Berechtigung, die Schattenbildungen als Ausdruck von Höhlenbildungen aufzufassen, glaube ich aus der klinischen Beobachtung und einem Vergleich mit den Abb. 29—36 und 61 herleiten zu dürfen.

Für den röntgenologischen Nachweis der seltenen kongenitalen Bronchiektasen sind die Untersuchungen BECKERs am Thorax von Neugeborenen mit ihrer Mahnung zur Vorsicht wichtig. Danach ist ein erheblicher Anteil der Lungen median- und ventralwärts infolge Überlagerung durch dichtere Organe radiologisch überhaupt nicht darstellbar. In den oberen Partien ist die gleiche Rolle des Thymus zu beachten.

Andererseits werden bei der angeborenen Form umfangreiche Bronchialerweiterungen, die sog. „Cystenlungen" wohl zu erfassen sein; doch ist nach COHN seines Wissens „ein entsprechendes Röntgenbild noch nie gewonnen worden". — Nach ASSMANN liegen über Röntgenbefunde der „fetalen" und „atelektatischen" Bronchiektasien überhaupt noch nicht genügend Beobachtungen vor, um darüber etwas Sicheres sagen zu können.

FLEISCHNER hat bei Pneumonien von Kindern und Jugendlichen innerhalb des sonst homogenen Flächenschattens auf der Röntgenplatte den Bronchialbaum „als helle Aussparung" beobachtet.

„Wie sich das lufthaltige Bronchiallumen in normaler heller Lunge nicht abbilden kann, muß man erwarten, daß sich die Luftschläuche der Bronchien in infiltrierter Lunge hell abheben (GARCIN). FLEISCHNER leistete dieses „eindeutig für Verdichtung des Lungenparenchyms sprechende Zeichen gute Dienste zur Entscheidung der Frage Pneumonie oder Pleuraerguß".

Auf Grund von Beobachtungen an Bronchiektasiefällen bei Kindern mit starken infiltrativen Entzündungserscheinungen in der Umgebung der erweiterten Bronchien kann ich die FLEISCHNERsche Ansicht für solche Fälle bestätigen. Ebenso kann es aber bei Kindern nach meinen eigenen Beobachtungen manchmal gelingen, die *zylindrischen* Bronchiektasen, die sonst besonders leicht der röntgenologischen Erfassung entgehen, gerade bei Überdeckung durch den Herzschatten zu sehen. Und zwar, wie dies SAUPE beschreibt, entweder „als breite Aufhellungsbänder in ungefülltem Zustand oder als breite Verdichtungsstreifen in gefülltem".

In manchen Fällen hat sich mir die immer in der Röntgenologie des Kindes zu fordernde Ergänzung der Aufnahme durch die Durchleuchtung bewährt. Das Drehen der Kinder vor dem Leuchtschirm, das Durchleuchten in verschiedenen Strahlenrichtungen und bei tiefer Inspiration, deckt uns noch Befunde auf, die bei dorsoventraler oder ventrodorsaler Aufnahme verloren gehen oder nur bei seitlichen Aufnahmen noch teilweise erhoben werden können.

Die wichtige Prüfung der Zwerchfellverschieblichkeit ist nur bei der Durchleuchtung möglich; nach DUKEN erfordert die Zwerchfellbeweglichkeit beim Kinde besonders vorsichtige Beurteilung wegen der öfters unregelmäßigen Atmung oder unregelmäßiger Kontraktion einzelner Zwerchfellmuskelgruppen. Änderungen der Elastizität der Lunge äußern sich aber ebenfalls am Diaphragma.

Ein Zurückbleiben von Teilen des Zwerchfells kommt vor bei Lungeninfiltrationen, ohne daß Zwerchfellverklebungen oder Adhäsionen bestehen. Zu betonen ist, daß zwischen dem klinischen und röntgenologischen Befund erhebliche Differenzen bestehen können; so findet sich bald bei auffallend deutlichem Auscultationsbefund überraschend wenig bei der Röntgenuntersuchung, bald wiederum werden wir bei geringfügigen physikalischen Symptomen durch deutliche radiologische Veränderungen überrascht. Die Analyse der Röntgenbilder ist nicht immer leicht, da das Bild nicht selten durch bronchopneumonische Infiltrate, durch vikariierendes Emphysem, Abscesse, Pleuraschwarten, Schrumpfungsvorgänge u. a. m. kompliziert wird. Die Trennung von Tuberkulose kann dann, besonders bei positiver Tuberkulinreaktion schwierig sein (Sputum s. o.!), zumal auch wenn im Gefolge von *tuberkulösen* Schrumpfungsprozessen Bronchiektasen erst entstehen. Hinzukommt, daß tuberkulöse Kinder oft einen auffallend guten Allgemeinzustand aufweisen, der physikalische Befund auffällig gering sein kann, aber der ausgedehnte Röntgenbefund überrascht, demgegenüber wir bei Bronchiektatikern wiederum die umgekehrten Verhältnisse antreffen können.

REYHER betont, daß eine Unterscheidung andersartiger Lungeninfiltrationen, u. a. Bronchiektasien, von tuberkulösen Lungenherden auf Grund des Röntgenbildes allein nicht möglich sei ohne Heranziehung der spezifisch-diagnostischen Untersuchungsmethoden.

Nach KLEINSCHMIDT ist die Röntgenuntersuchung ein „vorzügliches Hilfsmittel bei der schwierigen Differentialdiagnose" insofern als das Röntgenbild in krassem Widerspruch zu dem oft ausgesprochenen und lange bestehenden Auscultationsbefund helle Lungenfelder oder nur vermehrte Zeichnung ergibt. Ähnlich äußert sich COHN.

Folgen wir den Ausführungen ASSMANNs über die Röntgendiagnostik der Bronchiektasen, so ergibt sich folgendes:

Normale Bronchien haben keinen wesentlichen schattenbildenden Einfluß, dagegen können Verschattungen hervorgerufen werden durch krankhafte Veränderungen der Bronchialwand (Verdickung, Verdichtung) oder Ausfüllung des Lumens mit Sekret, während Erweiterungen der luftgefüllten Bronchien entsprechende Aufhellungen ergeben können. Ein Wechsel des Füllungszustandes der Bronchiektasien kann von entsprechenden Änderungen auf der Röntgenplatte begleitet sein.

Letzteres betonen besonders HOLZKNECHT, ALWENS, GROEDEL u. a. COHN lehnt die Auffassung ab, daß sekretgefüllte Bronchiektasen und leergehustete röntgenologisch einen deutlichen Unterschied ergeben; „es bleibt in beiden Fällen die Lungenzeichnung verbreitert und verwaschen, mehr als es in der Norm der Fall ist". Das spricht dafür, daß die vermehrte Zeichnung nicht den sekretgefüllten Bronchien, sondern den Lungengefäßen entspricht. Auch beim Hintanhalten der Morgenexpektoration durch Narcotica war es COHN nicht möglich, deutlich unterschiedliche Bilder zu erhalten. Im Gegensatz dazu empfiehlt KISSLING eine Verbesserung des Röntgenbildes dadurch, daß man den Kranken eine Nacht „unter Narcotica setzt und damit jede Expektoration verhindert". Daß der Füllungszustand der Lungengefäße bei der Beurteilung nicht gleichgültig ist, geht aus dem an unseren Fällen wiederholt beobachteten allgemeinen „Stauungszustand" an sich schon hervor. Wird das dabei öfters in Mitleidenschaft gezogene Herz entsprechend therapeutisch beeinflußt, verschwindet ein Teil der das Bild summierenden Schatten. Nach COHN werden die kleinen Bronchialäste selbst bei starken Veränderungen nicht zur Darstellung gebracht. Je nach der Lage des Strahlenganges wird der einen mit Luft gefüllten starren Zylinder darstellende erweiterte Bronchus ein verschiedenes Bild geben. (Vergleiche das bekannte Bild des „quergetroffenen Bronchus", woneben andere gleichstarke Bronchien überhaupt nicht röntgenologisch zur Darstellung kommen). „Die Tiefe der Luftsäule macht die Intensität der Schwärzung auf dem Plattennegativ aus". Die häufige Dyspnoe der Bronchiektatiker ist die Folge einer Lungenstauung; diese wiederum führt zu stärkerer Gefäßpulsation, die falsch gedeutete Doppelkonturierungen auf der Platte ergeben kann. — Der Grad der Schattenbildungen ist abhängig vom Grade der pathologischen Veränderungen, weiter spielen eine Rolle die Form der Hohlräume sowie Veränderungen im umgebenden Lungenparenchym sowie der Pleura. Stärkere Schattenbildung entsteht bei den derberen Wandungen sog. hypertrophischer Bronchiektasien, während bei dünnen sog. atrophischen Bronchiektasien die Randschatten sehr zart sind oder ganz fehlen (ASSMANN).

Bei den *zylindrischen* Bronchialerweiterungen haben wir es mit mehr oder weniger gleichmäßigen Veränderungen zu tun, das Röntgenbild ist nach

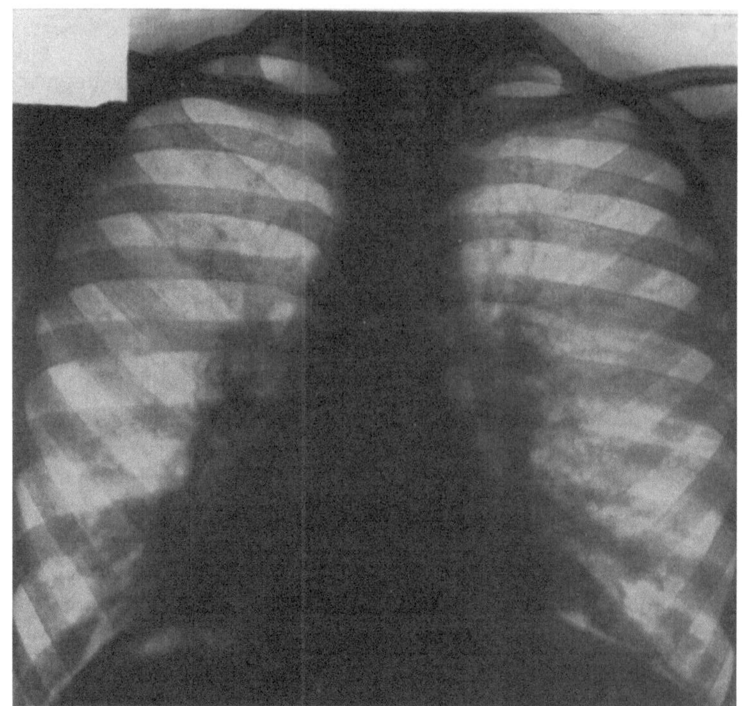

Abb. 18 (470/26). Beiderseitige Bronchiektasen.

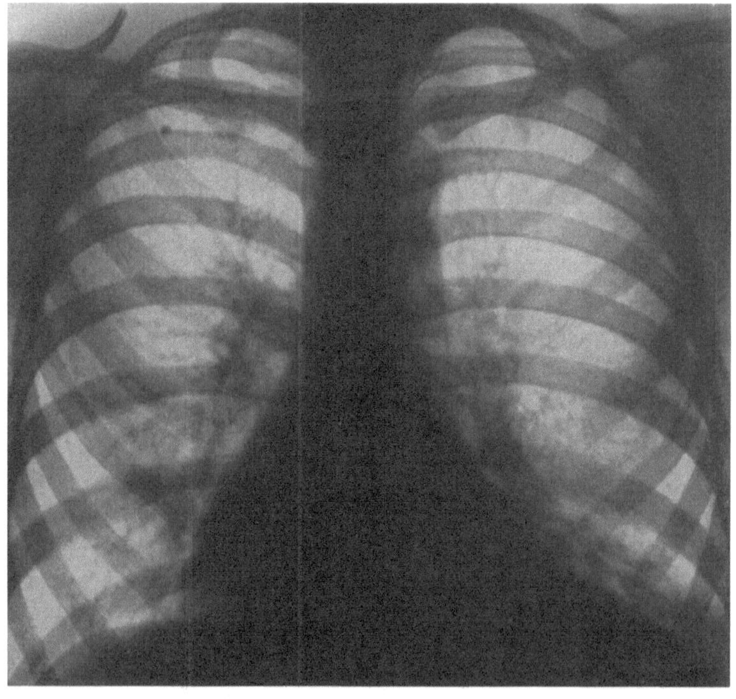

Abb. 19 (784/25). Beiderseitige Bronchiektasen.

Assmann weniger markant und ergibt je nachdem „bei Sekretfüllung dichte, solide Schattenstränge, in leerem Zustande dagegen helle Bänder, die von parallelen Schattenstreifen eingefaßt werden".

Wo wir bei orthoröntgenograd getroffenen Bronchien gewöhnt sind, lufthaltige runde Ringschatten zu sehen, finden wir bei Sekretfüllung entsprechende Schattenflecke, oft angelagert an die entsprechenden Bronchiektasienschatten-

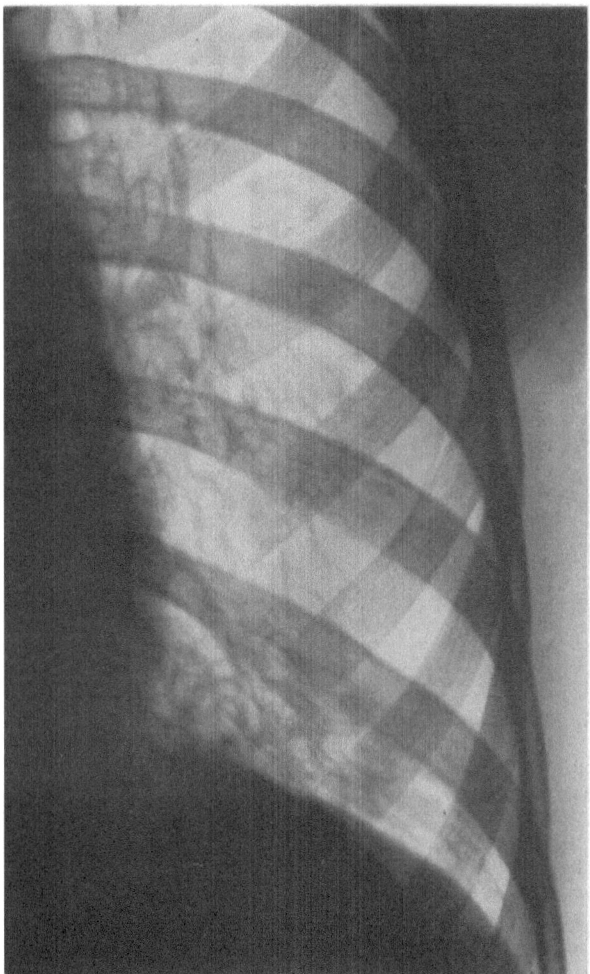

Abb. 20 (790/25). „Wabenzeichnung".

streifen. Die bekannte Summation der Schatten findet hierbei oft besonders deutlichen Ausdruck.

Alwens beschreibt ebenfalls die sekretgefüllten zylindrischen Bronchiektasen als Streifenschatten, die leeren als parallelstreifige Aufhellungen, orthoröntgenologisch getroffene, gefüllte, als runde dichte Flecken; beim Sitz in Hilusnähe weist er auf die Verwechslungsmöglichkeit mit Stauungslunge (vgl. Cohn!) hin, wobei er aber bei letzterer die Zeichnung als regelmäßige bezeichnet.

4*

Bei den *sackförmigen* Bronchialerweiterungen ist im allgemeinen der Röntgenbefund leichter zu deuten, da sie bei Leersein oft ausgesprochene „Wabenstruktur" zeigen, an deren Stelle wir im Füllungszustand Schattenflecke von mehr oder weniger rundlicher Form sehen.

„Nur bei sackförmigen Eweiterungen oder interkurrenten Bronchopneumonien" ergeben sich deutlichere röntgenologische Veränderungen (KLEINSCHMIDT).

ASSMANN beschreibt das Bild im leeren Zustand als ringförmige bzw. elliptische Schatten mit hellem Zentrum, im Füllungszustande als entsprechende Schattenflecke. Liegen sie in stark verändertem Lungengewebe dicht nebeneinander, so daß nur noch Septen zwischen den Bronchialerweiterungen bestehen, so ergibt sich im Röntgenbilde eine Wabenzeichnung. Das wabenartige, „einem schwammigen Gerüst" ähnelnde (RACH) halten auch GROEDEL, ALWENS, SCHLESINGER u. a. für durchaus charakteristisch, während FLEISCHNER dies ablehnt.

Krankengeschichte 470/26. E. Sch.: 12jähriges Mädchen, mit 5 Jahren Keuchhusten, mit 6 Jahren Masern mit Lungenentzündung. Seitdem Husten, später Auswurf. Befund: Schwächliches Kind, in schlechtem Ernährungszustand, macht schwerkranken Eindruck. Cyanose, starke Dyspnoe; ausgesprochene Trommelschlegelfinger und -zehen. Thorax: emphysematös. Über Lungen auffallend wenig Geräusche, dann wieder dichtes feuchtes Rasseln über beiden Unterlappen. Oral: Rasseln. Röntgenbefund: s. Abb. 18. Typisches

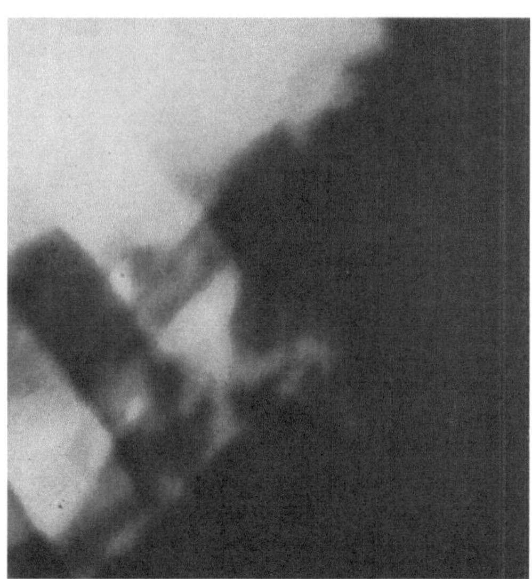

Abb. 21 (225/21). „Regentropfenartige" Schatten.

dreischichtiges Sputum, 24stündige Menge bis 140 ccm, nie Tuberkelbacillen nachweisbar, Mischflora, Tierversuch negativ. Intermittierendes Fieber bis 40⁰. Hohe Pulsfrequenz, Herztätigkeit unregelmäßig. Leukocyten: 7200—10 800. Diff. Blutbild: Zeitweise normal, zeitweise leichte Linksverschiebung. Blutkultur: Steril. Tuberkulinreaktionen bis 1 : 10 Alttuberkulin intracutan: negativ. Senkungsgeschwindigkeit der Roten (WESTERGREN) nur wenig erhöht.

Diagnose: Bronchiektasen in beiden Unterlappen.

Krankengeschichte 784/25. 35/26. M. I.: 12jähriges Mädchen. Mit 6 Jahren Masern und Keuchhusten, seitdem Husten, später Auswurf. Besonders ungünstige häusliche Verhältnisse. 9. Kind unter 12 Geschwistern. Gut entwickeltes Mädchen in schlechtem Allgemeinzustand. Thorax: o. B. Lunge: Diffuse Bronchitis, über beiden Unterlappen dichtes feuchtes, zum Teil klingendes Rasseln. Oral: Rasseln. Röntgenbefund s. Abb. 19. Sputum: Eitrig-schleimig, bis 40 ccm in 24 Stunden, nie Tuberkelbacillen nachweisbar. Temperaturen labil, vorübergehend bis 38⁰, Leukocyten um 12 000. Blutbild: Ganz leichte Linksverschiebung. PIRQUETsche Reaktion +. Senkungsgeschwindigkeit der Roten (WESTERGREN) anfangs erhöht, dann schnell zur Norm abfallend. Diagnose: Bronchiektasien in beiden Unterlappen.

Krankengeschichte 790/25 (37/26). E. B.: 11jähriges Mädchen; mit 2 Jahren Masern, mit 3 Jahren Keuchhusten, mit 5 Jahren Grippe. „Seit Jahren" Husten und Katarrhe.

Befund: Über rechter Lunge fein-mittelblasiges feuchtes Rasseln, über linken Unterlappen feinblasige Rasselgeräusche. Oral: Rasseln + +. Röntgenbefund: s. Abb. 20. PIRQUETsche Reaktion +. M.T.R. —. 24stündige Sputummenge bis 20 ccm, eitrig-schleimig, nie Tuberkelbacillen nachweisbar; Tierversuch negativ. Temperaturkurve: vorübergehende „Zacken" bis 38⁰, sonst normal. Leukocyten 7—10 000. Different. Blutbild o. B. Die anfangs etwas erhöhten Werte der Senkungsgeschwindigkeit (WESTERGREN) der Roten fallen bald zur Norm ab.

Diagnose: Bronchiektasen.

Krankengeschichte 225/21. H. D.: 13jähriger Junge; in der Vorgeschichte u. a. Masern, Keuchhusten, vor 1 Jahr Grippe. Schon vorher und besonders seit der Grippe Husten und Auswurf. Befund: Leidlicher Allgemeinzustand. Asthenikertypus. Thorax: Reste überstandener Rachitis. Pecten carinatus. Lunge: Percut. o. B., auscultatorisch über ganzer Lunge diffus-spärliche, trockene, bronchitische Geräusche. Über linkem Unterlappen, paravertebral, dichtes Rasseln von knatterndem Charakter, daneben feines Reiben. Oral: Rasseln +. Der physikalische Befund zeigt während der 19 Wochen langen stationären Beobachtung häufigeren Wechsel von ausgesprochenster Form bis zu vorübergehendem fast völligem Verschwinden. Röntgenbefund: „Regentropfenartige", fleckige Verschattung im linken Herzzwerchfellwinkel (s. Ausschnitt Abb. 21). Sputum spärlich, eitrig-schleimig; nie Tuberkelbacillen nachweisbar. Influenzabacillen im Ausstrich —. Temperaturen labil; vorübergehende „Zacken" in der Kurve bis 38⁰. Tuberkulinreaktionen mehrfach bis 1 : 100 Alttuberkulin intracutan negativ.

Diagnose: Bronchiektasen im linken Unterlappen.

Krankengeschichte 1113/25. (238/26). G. G.: 13jähriges Mädchen; in der Vorgeschichte: Masern, Scharlach, als Kleinkind zweimal Lungenentzündung. Schon seit frühester Jugend schwächlich und Husten, später auch Auswurf. *Kongenitale Lues:* Wa.-R. + +. Thorax: Reste überstandener Rachitis. Lunge: Schallverkürzung über beiden Unterlappen, links stärker als rechts; hier rechts spärliche, links zahlreiche mittelblasige feuchte und halb-

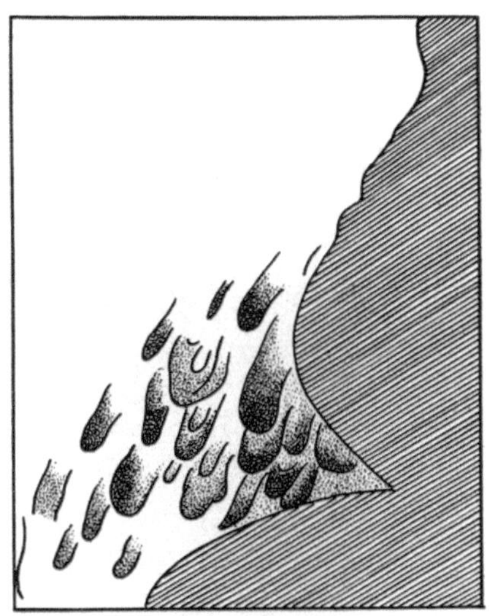

Abb. 22. Schematische Pause der Platte vor dem Leuchtkasten zu Abb. 21. (Verkleinert.)

klingende Rasselgeräusche, Pleurareiben. Oral: Rasseln + +. Der Befund wechselt stark, lokalisiert sich aber im Laufe der Beobachtungen völlig auf den linken Unterlappen. Röntgenplatte: unter anderem besonders im linken Herzzwerchfellwinkel fleckige Verschattung. 24stündige Sputummenge bis 10 ccm eitrig-schleimig, bei häufigen Untersuchungen nie Tuberkelbacillen nachweisbar. Tierversuch negativ. Erste Serie der Tuberkulinprüfung mit „diagnostischem Tuberkulin": PIRQUETsche Reaktion zweimal — —; Intracutanreaktionen 1:1000 negativ, 1:100 negativ, 1:10 negativ. Zweite Serie (desgl.): PIRQUETsche Reaktion zweimal negativ, dann Intracutanreaktion 1:1000 positiv. Temperaturen zeitweise subfebril. Leukocyten: um 11 000. Differentialblutbild: Linksverschiebung. Senkungsgeschwindigkeit (WESTERGREN) der Roten anfangs mäßig erhöhte, dann normale Werte.

Diagnose: Bronchiektasen (s. Abb. 23 u. 24).

COHN glaubt das „unregelmäßige, wabenförmige Maschenwerk" damit erklären zu können, daß „in dem erkrankten Bereich das Luftvolumen der erweiterten Bronchien, die sich überlagern und überschneiden, so erheblich vermehrt ist, daß der bindegewebige Anteil der Lunge hier ausnahmsweise zur Darstellung kommt". Neben röntgentechnischen Überlegungen belegt er diese

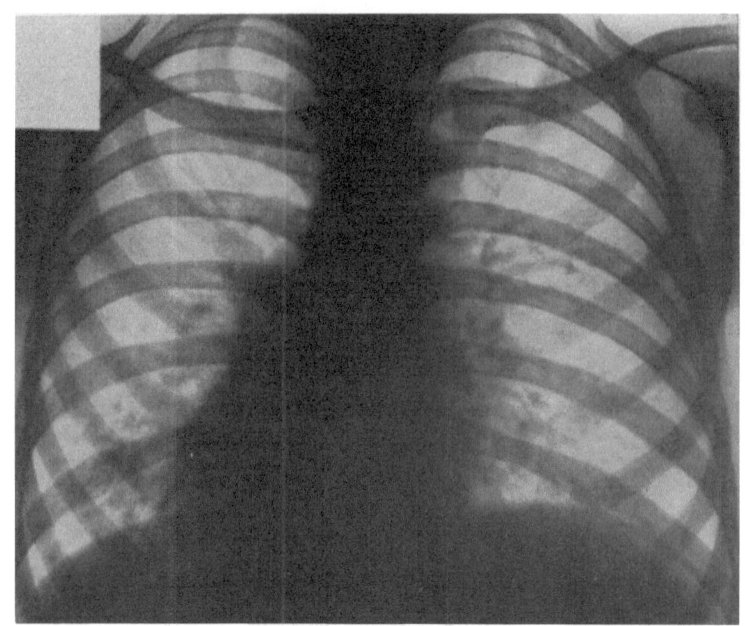

Abb. 23 (1113/25). Bronchiektasen.

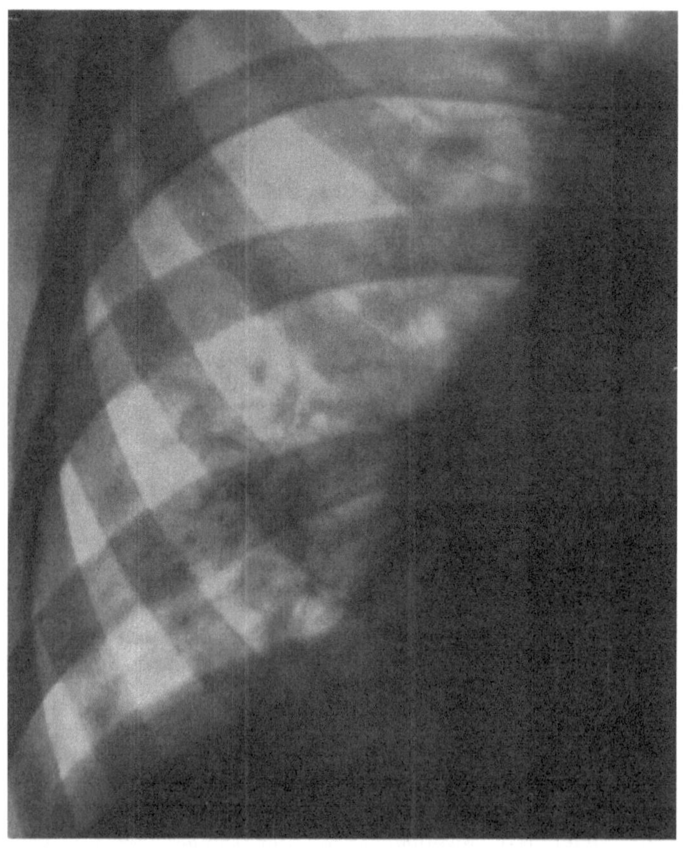

Abb. 24. Ausschnittsphoto zu Abb. 23 (1113/25). Linker Herzzwerchfellwinkel.

Ansicht durch einen Vergleich mit Bildern von perlschnurartig angeordneten Bronchialsteinen (= Ausguß der erweiterten Bronchien), deren Bilder mit der charakteristischen Wabenzeichnung der Bronchiektasen verglichen keinerlei Ähnlichkeit ergeben. Die Bindegewebswucherung ist andererseits ein so wesentliches Attribut der Bronchiektasen, daß im Röntgenbild dichte „fibröse Züge,

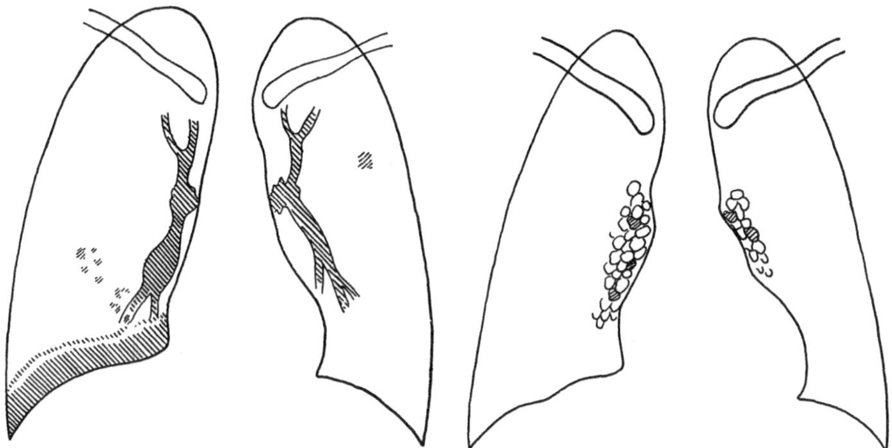

Abb. 25. (Skizze 1. [Nach KIENBÖCK.])
Zylindrische, bzw. spindelförmige
Bronchiektasen.

Abb. 26. (Skizze 2. [Nach KIENBÖCK.])
Multiple, sackförmige Bronchiektasen in den
Hilusgegenden.

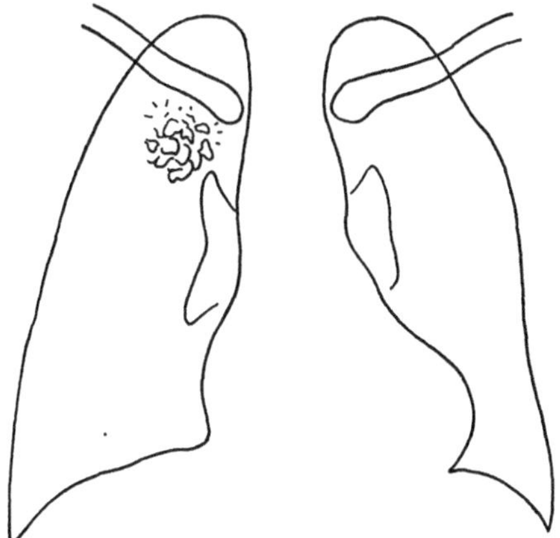

Abb. 27. (Skizze 3. [Nach KIENBÖCK.]) Bronchiektasien der kleineren Bronchien im r. Oberlappen.

in unregelmäßiger Richtung, besonders aber radiär vom Hilus ausgehend häufig sind".

Wabenzeichnung kann nach SCHINZ auch vorgetäuscht werden durch eine rhombische Form aufweisende Gefäßschattenkreuzungen oder durch ähnlich angeordnete kleine bronchopneumonische Herde im Verein mit der gewöhnlichen Lungenzeichnung. Andere noch vorhandene Fehlerquellen wie Lymphangitis carcinomatosa, Pneumonokoniosen usw. kommen beim Kinde kaum in Betracht.

Unter meinem Material finden sich in erheblicher Anzahl Fälle mit dem mehr oder weniger feinen ausgesprochenen Wabenansatz auf der Platte (Abb. 20);

ein Befund, der uns mit seiner oft ausgesprochenen Lokalisation im Herzzwerchfellwinkel bei tuberkulösen Veränderungen so ausgesprochen typisch
fast nie zu Gesicht kam. Besonders in postgrippösen Bronchiektasenfällen
sah ich häufiger einen meines Erachtens typischen Befund, den ich mit dem

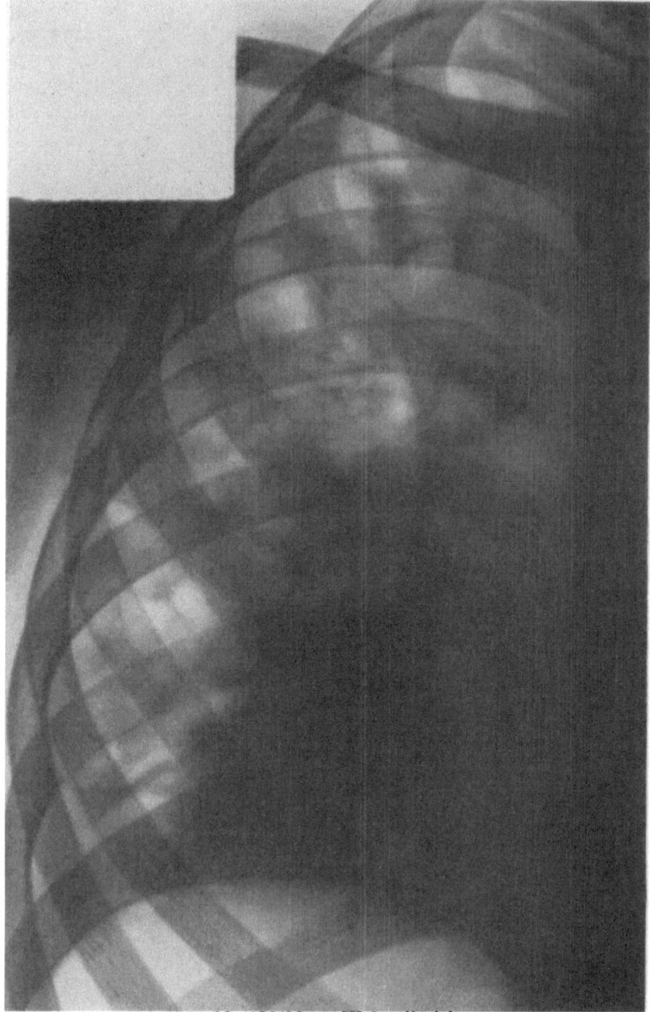

Abb. 28 (489/26). „Waben"zeichnung.

Bild der Regentropfen verglich, die vom Winde seitlich getrieben werden
(Abb. 21 und 22); auch dieser Befund nach seinem Sitz vornehmlich im Herzzwerchfellwinkel lokalisiert. Vergleicht man diese Bilder mit den Röntgen-
skizzen, wie sie LIEBMANN und SCHINZ über das Röntgenbild der Influenzapneumonie geben (Münch. med. Wochenschr. 1919. Nr. 23), so überrascht der
Eindruck, den beide Befunde in ihrer Ähnlichkeit machen. ICKERT hat kürzlich
vorgeschlagen, zur genaueren Analyse einzelner Teile des Lungenübersichts-

röntgenogramms sog. „Ausschnittsphotos" zu machen; weitere Erfahrungen darüber sind bisher nicht mitgeteilt. Kienböck gibt in seinen „Diagnostischen Skizzen von Röntgenbildern des Brustkorbes" in 3 Schemazeichnungen Befunde wieder, die ich unter unserem Kindermaterial nicht selten sah, obwohl sie den „typischen" Bronchiektasen nach ihrem Sitz in Hilusnähe und Oberlappen weniger entsprechen. Die erste Skizze (Abb. 25) stellt dar: „Zylindrische zum Teil spindelförmige Bronchiektasien" im Hilusfeld mit begleitendem Pleuraerguß; Skizze 2 (Abb. 26): „Multiple sackförmige Bronchiektasien in den Hilusgegenden". Skizze 3 (Abb. 27): „Bronchiektasien der kleineren Bronchien (Bronchiolen)" im Gebiet des rechten Oberlappens. Die beiden letzteren

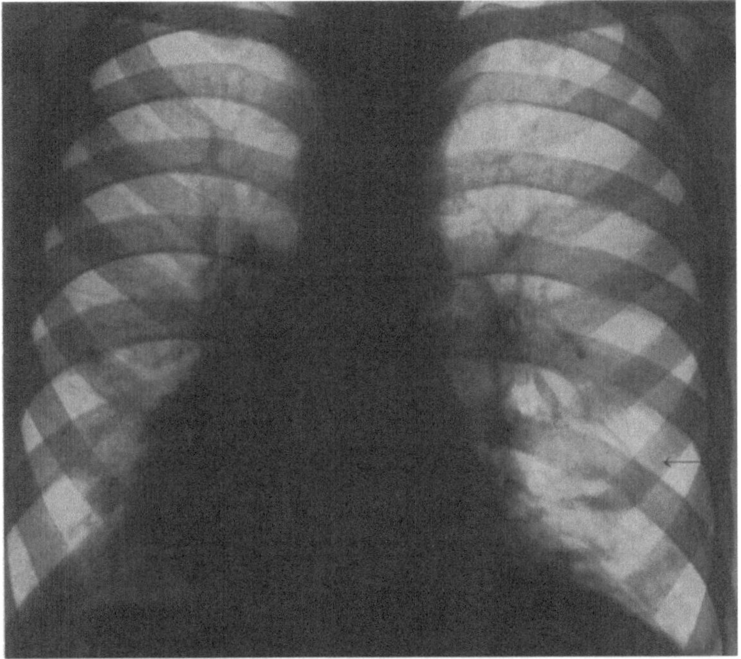

Abb. 29 (↗ Kavernensystem) (840/26).

Befunde werden nach Kienböck oft ganz übersehen, was ich auf Grund meiner eigenen Beobachtungen nur bestätigen kann.

Groedel zitiert einen von C. Pfeiffer durch Sektion bestätigten Fall kolbenförmig erweiterter und sackförmiger Bronchiektasien, bei dem auf der Röntgenplatte die ganze eine Lungenhälfte „als grobmaschiges Schwammgewebe" imponierte. Unter meinem Material möchte ich auf den Röntgenbefund (Abb. 28) hinweisen, der ein ähnliches Bild zeigt und klinisch als Bronchiektasien im Verlauf der Beobachtung angesprochen wurde. Assmann erwähnt einen Fall sog. „variköser Bronchiektasien" mit „perlschnurartig aneinander gereihten rundlichen Auftreibungen des rechten Unterlappenbronchus".

Krankengeschichte 489/26 zu Abb. 28. E. Z.: 8jähriges Mädchen; körperlich schlecht entwickelt. Im Alter von 6 Monaten das erstemal Lungenentzündung, seitdem dauernd „kränklich". Die Lungenentzündungen wiederholten sich im Laufe der Jahre noch 5mal! und

brachten das Kind nach Angabe der Mutter jedesmal bis auf „Haut und Knochen" herunter.
1925 Keuchhusten, anschließend Pleuritis exsudativa. Seit Jahren reichlich Auswurf, in
dem aber nie Tuberkelbacillen nachgewiesen werden konnten. Befund: Schwächliches,
schlecht ernährtes (trotz guter sozialer Verhältnisse!) Kind. Mäßige Cyanose. Ausgesprochene Trommelschlegelfinger und -zehen. Thorax: Reste überstandener Rachitis, Pecten
carinatus. Nachschleppen der linken Seite. Lunge: Deutliche Schallverkürzung über
ganzer linken Seite, hier aufgehobenes Atemgeräusch mit fein- bis mittelblasigem feuchtem
Rasseln und Pleuraknarren. Über rechtem Unterlappen feinblasiges feuchtes Rasseln. Oral:

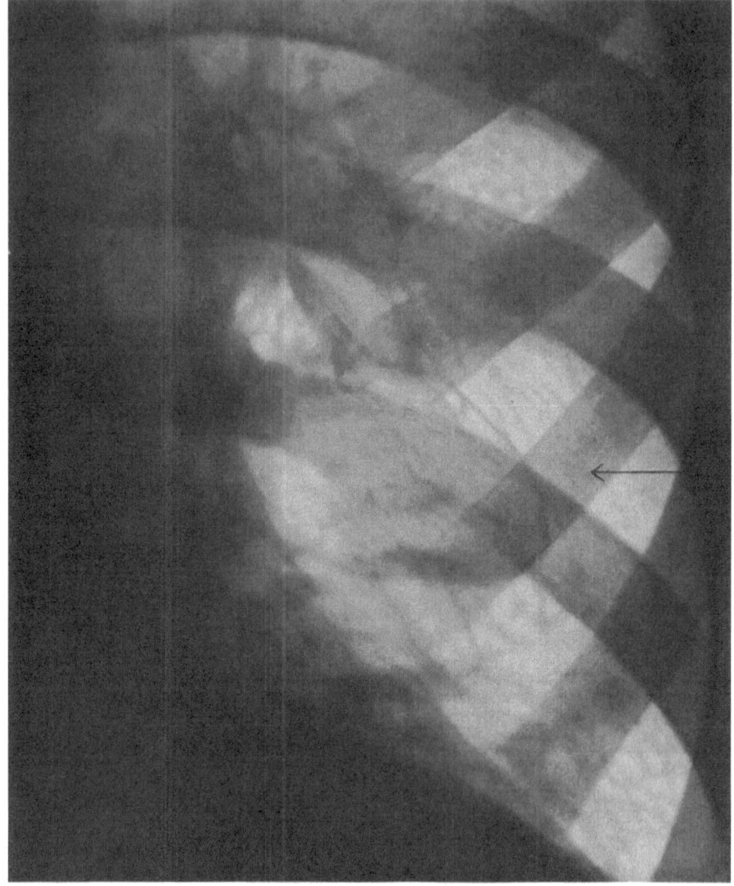

Abb. 30. Ausschnitt zu Abb. 29 (840/26).

Rasseln + +. Röntgenbefund s. Abb. 28. Pirquetsche Reaktion +. 24stündige Sputummenge bis 70 ccm; eitrig-schleimig, nie Tuberkelbacillen nachweisbar. Tierversuch: negativ.
M.T.R. — —. Temperaturen vorübergehend leicht subfebril, meist normal. Leukocyten
schwanken zwischen 7—8000. Diff. Blutbild ohne besondere Verschiebungen. Senkungsgeschwindigkeit der Roten (Westergren): erhöht.

Diagnose: Bronchiektasen.

Krankengeschichte 736/26. W. W.: 9jähriger Knabe, 2. Kind unter 2. Mit 3 Jahren
Keuchhusten, mit 6 Jahren Masern. Seitdem Husten, später etwas Auswurf. Normaler
Junge. Thorax o. B. Lunge: In rechter Axilla und rechts hinten unten sowie in linker
Hilusgegend fein- bis mittelblasiges feuchtes und halbklingendes Rasseln, daneben Pleura-

geräusche. Oral: Rasseln + + +. Gesicht leicht gedunsen. Nur periodenweise, besonders nach QUINCKE-Lage Entleerung eitrig-schleimigen Sputums bis 30 ccm in 24 Stunden. Sputum nie Tuberkelbacillen nachweisbar, Tierversuch negativ. PIRQUETsche Reaktion +. Leukocyten bis 12 000. Diff. Blutbild: Nur leichte Linksverschiebung. Senkungsgeschwindigkeit der Roten (nach WESTERGREN): Normale bis ganz leicht erhöhte Werte.

Das *Röntgenbild* zeigt außer einer streifigen vermehrten Hiluszeichnung *auffallend wenig: Überraschend ist dagegen der Eindruck bei der intrabronchialen Jodipinfüllung vor dem Röntgenschirm, die beiderseits, besonders stark aber im linken Unterfeld der Lunge zahlreiche bis mandelgroße, sich mit Jodöl füllende Höhlen ergibt, die nachher bis zum Abhusten noch einen scharfen Jodipinspiegel zeigen:* (Das Bild war dem auf Abb. 35 sehr ähnlich.)

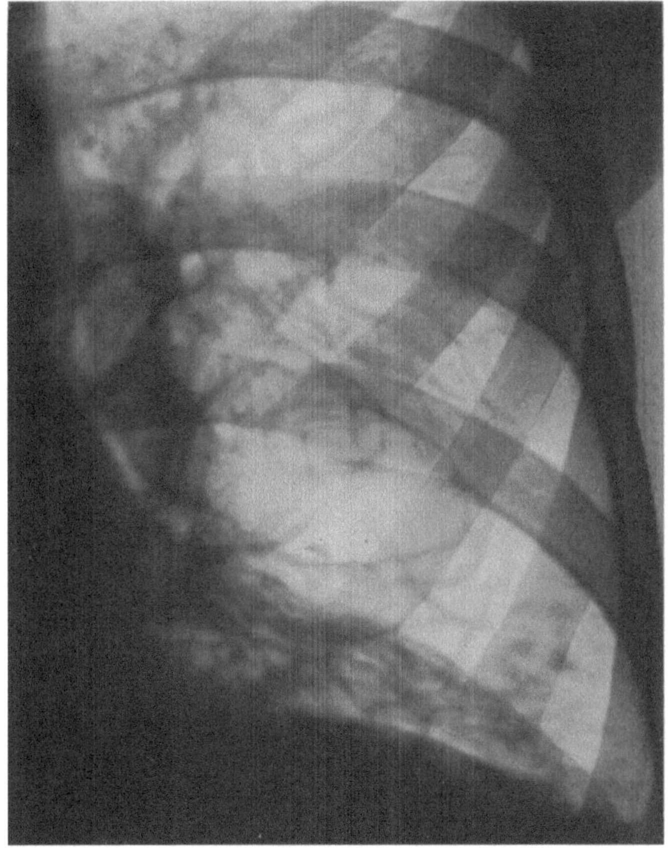

Abb. 31. Ausschnitt zu Abb. 29 (840/26), von vorn (40 Tage später wie Abb. 29).

Krankengeschichte 840/26. H. B.: 10jähriger Junge. Vor 3 Jahren doppelseitige Lungenentzündung, seit 2 Jahren Husten und zunehmender Auswurf. Befund: Schwächlicher, in der Entwicklung zurückgebliebener Junge in dürftigem Ernährungszustand. Thorax: Zeichen überstandener Rachitis, Pecten carinatus. Dyspnoe. Ausgesprochene Trommelschlegelfinger und -zehen. Lunge: Über unteren Lungenpartien Schallverkürzung. Rechts hinten vom Hilus abwärts Bronchialatmen. Beiderseits vom Hilus abwärts zunehmend dichtes feuchtes und klingendes Rasseln aller Kaliber, daneben starke Pleurageräusche. Oral: Rasseln + +. Bei Lagewechsel maulvolle Expektoration eitrigen Sputums; 24stündige Menge bis 100 ccm *dreischichtig.* Nie Tuberkelbacillen nachweisbar bei zahlreichen Untersuchungen (auch vor Aufnahme immer tuberkelbacillennegativer Sputumbefund.) Einmal im Präparat vereinzelte säurefeste Stäbchen. Tierversuch negativ.

PIRQUETsche Reaktion schwach +. Tuberkulosereaktion nach LOESCHCKE negativ. Temperaturen normal. Leukocyten zwischen 8—10000 schwankend. Diff. Blutbild: Ohne besondere Verschiebung. Senkungsgeschwindigkeit (WESTERGREN) der Roten: normale Werte. Röntgenbefunde s. Abb. 29—36.

Besonders auffällig auf den Röntgenogrammen Abb. 29—33 sind die großen Ringschatten, die in ihrer Gesamtheit den Eindruck eines Wabenkonglomerats erwecken. Die Vermutung (Sputum: s. o.), daß es sich um Höhlenbildungen

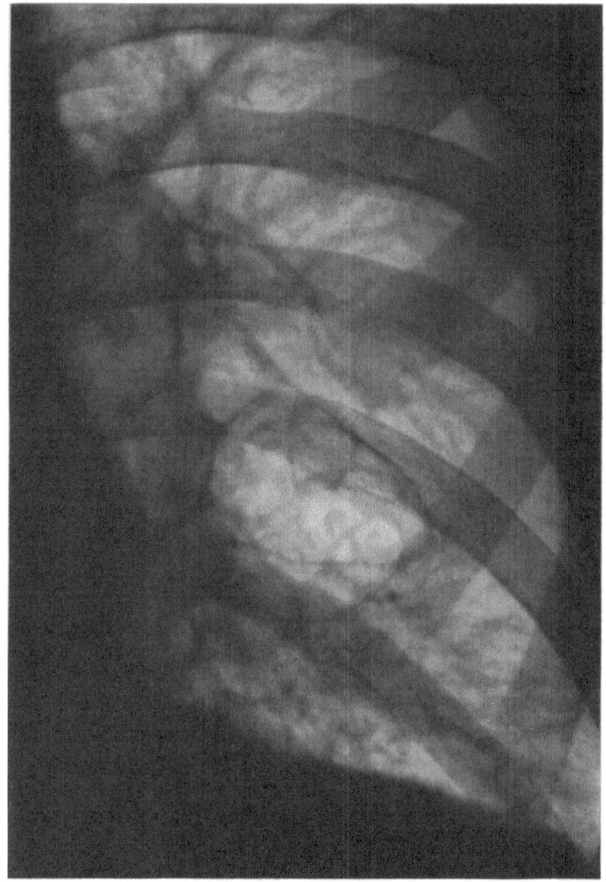

Abb. 32. Ausschnitt zu Abb. 29 (840/26), von vorn (45 Tage später wie Abb. 29).

handele, erscheint wegen der Größe der Kavernen und der dünnen scharfen Begrenzung zunächst unwahrscheinlich: Die intrabronchiale Jodipinfüllung (s. Abb. 34 bis 36) erbrachte aber den eindeutigen Beweis für meine Auffassung, daß es sich hier um ein großes Höhlensystem handeln müsse: (vgl. dazu auch die Abb. 61).

Besonders imponierend war der Eindruck vor dem Leuchtschirm, als das eingeführte Jodöl langsam in die großen Hohlräume hineinfloß und in diesen langsam der Jodspiegel anstieg.

Die weniger häufigen Fälle größerer isolierter *bronchiektatischer Kavernen* machen röntgenologisch im allgemeinen keine Schwierigkeiten (Abb. 29 u. ff.).

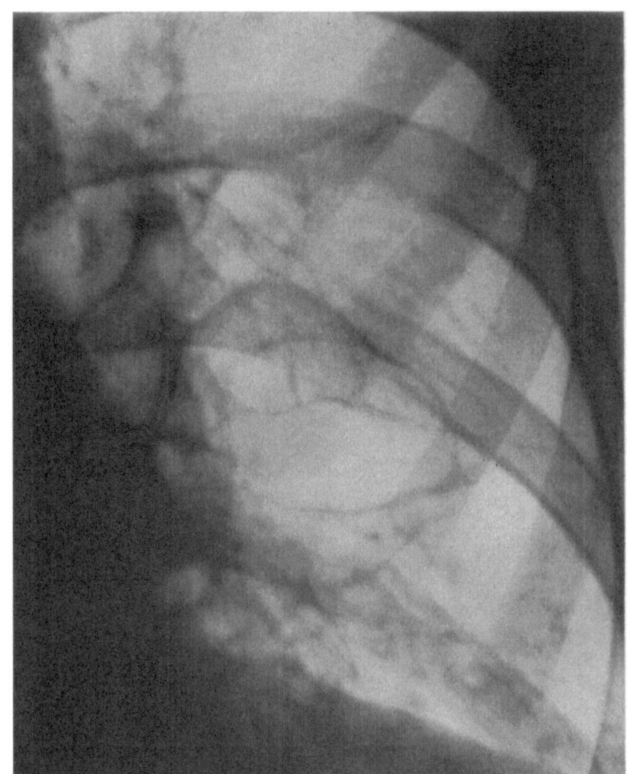

Abb. 33. Ausschnitt zu Abb. 29 (840/26), von hinten (45 Tage später wie Abb. 29).

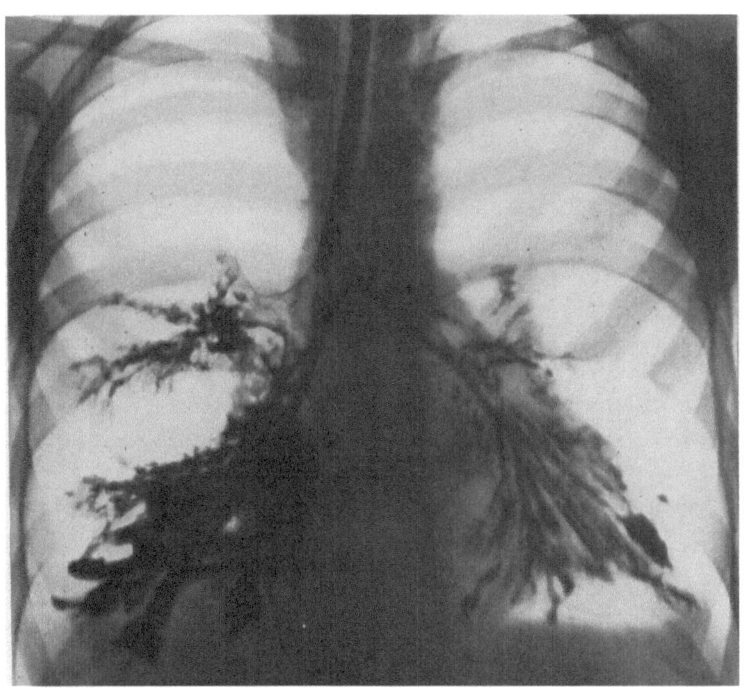

Abb. 34. Zu Abb. 29 (840/26), sofort nach der intratrachealen Jodipininstillation.

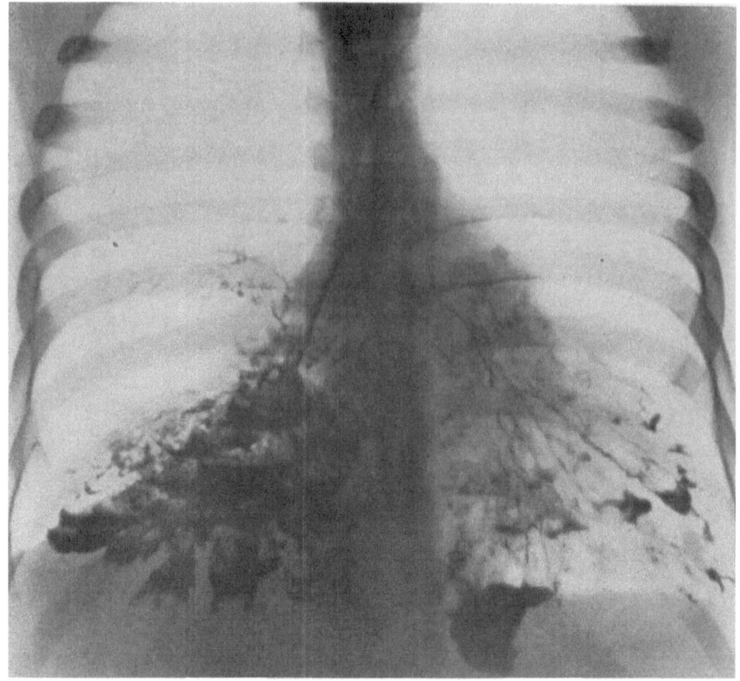

Abb. 35. Zu Abb. 29 (840/26), 5 Minuten später nach Husten.

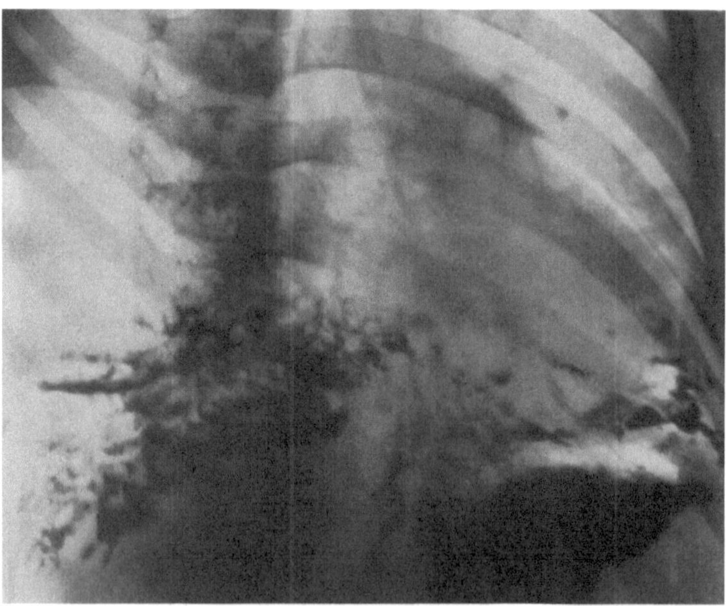

Abb. 36. Zu Abb. 29 (840/26), 30 Minuten später (Seitenaufnahme), abgehustetes und verschlucktes
Jodipin im Magen.

Jedoch weist Cohn darauf hin, daß bei der Obduktion viel häufiger bronchiektatische Kavernen gefunden werden, als sie die Röntgenplatte erwarten ließ! Duken hat den Befund einer inspiratorisch sich vergrößernden und exspiratorisch sich verkleinernden bronchiektatischen Kaverne mitgeteilt.[1]) Kleine Bronchuscysten kämen endlich noch in Ausnahmefällen differentialdiagnostisch in Betracht.

Auch sonst finden wir bei Bronchiektasen *atypische Röntgenbilder,* die in dem Rahmen des Vorstehenden nicht unterzubringen sind. So können bei Erkrankungen nur der Bronchiolen ohne erhebliche Veränderung des Lungen-

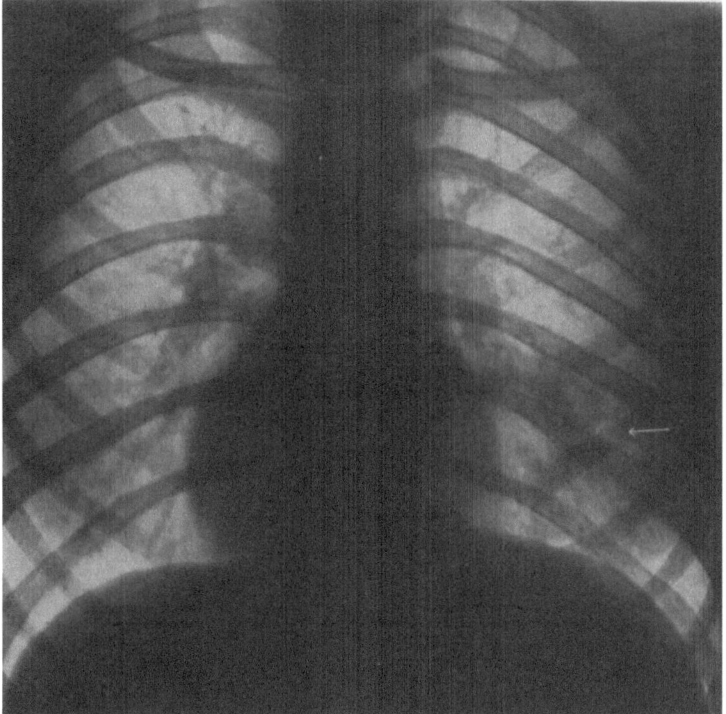

Abb. 37 $\left(\frac{928/26}{1}\right)$. Rechts neben dem Herzen ringförmiger kavernenverdächtiger Schatten. (Vergleichsfall: bei offener Lungentuberkulose.)

parenchyms einer Miliartuberkulose ähnliche Bilder entstehen: Ich selbst sah derartige Fälle, deren einer hier als besonders typisch angeführt werden soll (vgl. Abb. 39—41).

Krankengeschichte 597/26: $11^1/_4$jähriger Junge. 1917 Keuchhusten. 1918 ins Wasser gefallen und „scheintot" herausgezogen; anschließend lange Fieber und Lungenentzündung, seitdem dauernd Husten, besonders stark im Winter. 1921 Masern mit Lungenentzündung. Bei Aufnahme starke Dyspnoe, atmet unter starker Inanspruchnahme der Hilfsmuskulatur. Cyanose der Lippen, der Nasenspitze, der Hände. Trommelschlegelfinger. Lunge: Überall leichte Schallverkürzung, diffus zähe und feuchte fein-mittelblasige Rasselgeräusche. Oral: Rasseln + +. Thorax: Weite Intercostalräume; Lungengrenzen tiefstehend. Röntgenbefund: Beide Lungenfelder von oben bis unten dicht kleinfleckig verschattet (das Bild ähnelt auffällig dem einer Miliartuberkulose) (s. Abb. 39 u. 40). Tuberkulinreaktion schwach

---

[1]) Die gleiche Feststellung konnten wir inzwischen auch bei einem Falle machen!

positiv, M. T. R. —. Sputum bis 80 ccm in 24 Stunden: Nie Tuberkelbacillen nachweisbar,
zwei Tierversuche negativ. Senkungswerte der Roten (WESTERGREN) erhöht. Temperaturen labil, bei Sputumretention erhöht bis 38. Leukocyten schwanken während der
Temperaturanstiege zwischen 14 000 und 26 000; gleichzeitig im Blutbild Linksverschiebung.

Schon die Anamnese ist hier für die Deutung des Röntgenbefundes von
größter Bedeutung. Einen ähnlichen Befund teilte BÜCHLER 1925 in den Mitteilungen der Wiener Gesellschaft für innere Medizin und Kinderheilkunde mit
(Jahrg. 24, Nr. 1). Auch MATTHES weist auf miliartuberkuloseähnliche Bilder
in seltenen Fällen von minimalen Bronchiektasien hin und schreibt, daß bei

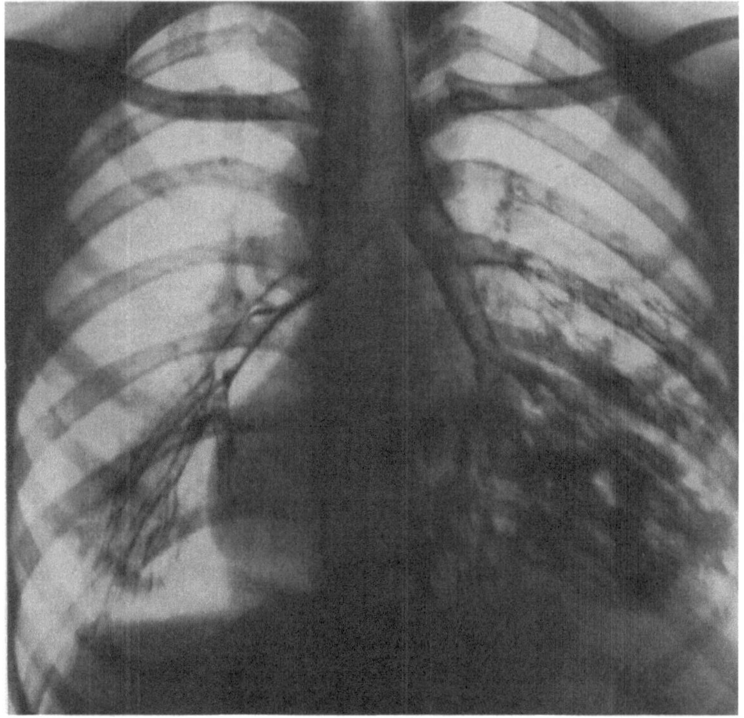

Abb. 38 $\left(\frac{928/26}{3}\right)$. Jodipinfüllung durch den rechten Bronchus. Die „Kaverne" kommt nicht zur
Darstellung. Das Bild ist „verwaschener". (Vgl. Abb. 37.)
Intrabronchiale Jodipinfüllung bei einem an offener Lungentuberkulose erkrankten 14 jähr. Mädchen.

einem Typhusfall das Röntgenbild „eine Zeichnung wie bei Miliartuberkulose
ergab". „Die Sektion lehrte, daß es sich um kleinste, augenscheinlich durch
eine chronische Bronchitis erzeugte Bronchialerweiterungen handelte".

Und WIMBERGER schreibt dazu: „Das Röntgenbild der chronischen Miliartuberkulose und gewisser bronchogener Disseminationen kann auch eine weitgehende Ähnlichkeit mit ausgedehnten, diffusen Bronchiektasen haben, wie ich
BOSSERT bestätigen muß. Besonders bei Durchleuchtung geben solche Bronchiektasien nur eine ungleichmäßige Fleckung, die allerdings meist einseitig und
basal lokalisiert ist. Aber auch die Platte läßt Bronchiektasien oftmals nicht
erkennen, und ein derartiger chronischer Lungenprozeß geht dann ohne die
Vornahme einer Tuberkulinreaktion bisweilen durch lange Jahre als chronische

Tuberkulose, um sogar als tuberkulinnegatives Individuum besonders auf Grund des verführerischen Röntgenbefundes schließlich in eine Lungenheilstätte zu wandern".

Ein eigenartiges Röntgenogramm sah ich auch bei einzelnen Fällen von zentral gelegenen Bronchiektasen mit stärkerer Sekretion (s. Abb. 44 und 45). Hier entstand (auf den Originalplatten noch viel ausgesprochener wie auf der Wiedergabe der Abbildung) ein Bild von „fließenden" Schatten (von oben nach unten).

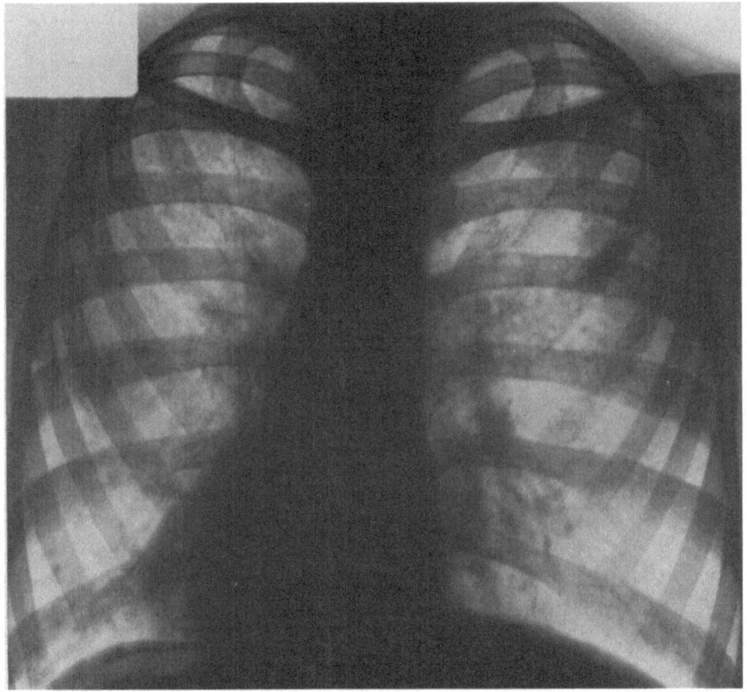

Abb. 39 $\left(\frac{597/26}{1}\right)$. Multiple kleine Bronchiektasien.

Krankengeschichte (pr. K.). E. K.: 10jähriger Junge aus guten Verhältnissen. Mit 6 Monaten Keuchhusten, seitdem krank. Später auch Masern, dann noch 5mal „Lungenentzündung". Wacht seit einigen Jahren früh vom Husten auf und hat dann sehr viel Auswurf. Befund: Herabgesetzter Allgemeinzustand. Thorax: Pecten carinatus. Lunge: Über beiden Hilen und Unterlappen dichtes feuchtes und zum Teil $^1/_2$ klingendes Rasseln. Oral: Rasseln +. Tuberkulinreaktionen völlig negativ. Sputum sehr reichlich, dreischichtig, nie Tuberkelbacillen nachweisbar; Leukocytensputum, das massenhaft Pneumokokken enthält. Normale Leukocytenzahlen. Blutbild o. B. Kein Fieber, nur bei Sputumretention mäßige Temperatur-„Zacken". Senkungsgeschwindigkeit der Roten (WESTERGREN) ständig normale Werte (s. Abb. 44).

Krankengeschichte 507/24.: 11jähriges Mädchen, ungünstige soziale Verhältnisse. Mit 6 Jahren Masern, dann Keuchhusten, mit 7 Jahren Grippe. Seit der Pertussis ständig Husten mit Auswurf. Schwächlicher Körperbau; die körperliche Entwicklung entspricht der einer 9jährigen. Thorax: Leichte Skoliose nach links. Über den Lungen perkutorisch nichts Sicheres festzustellen, über den unteren Lungenteilen, rechts mehr als links, massenhafte bis grobe Rasselgeräusche und Reiben. Oral: Rasseln + +. Bei der Röntgendurch-

leuchtung linkes Zwerchfell nur wenig, rechtes gar nicht verschieblich. Röntgenphoto
s. Abb. 45. Auffallend ist die Schattenbildung der von oben nach unten scheinbar „fließenden" Streifen. Sputum eitrig-schleimig, foetid, bis 400 ccm in 24 Stunden! Nie Tuberkelbacillen nachweisbar. Senkungsgeschwindigkeit der Roten (WESTERGREN): dauernd erhöhte
Werte. Temperaturen normal. Leukocyten ständig um 13 000. Im Diff. Blutbild Linksverschiebung. Tuberkulinprüfung: 2. PIRQUETsche Reaktion schwach +.

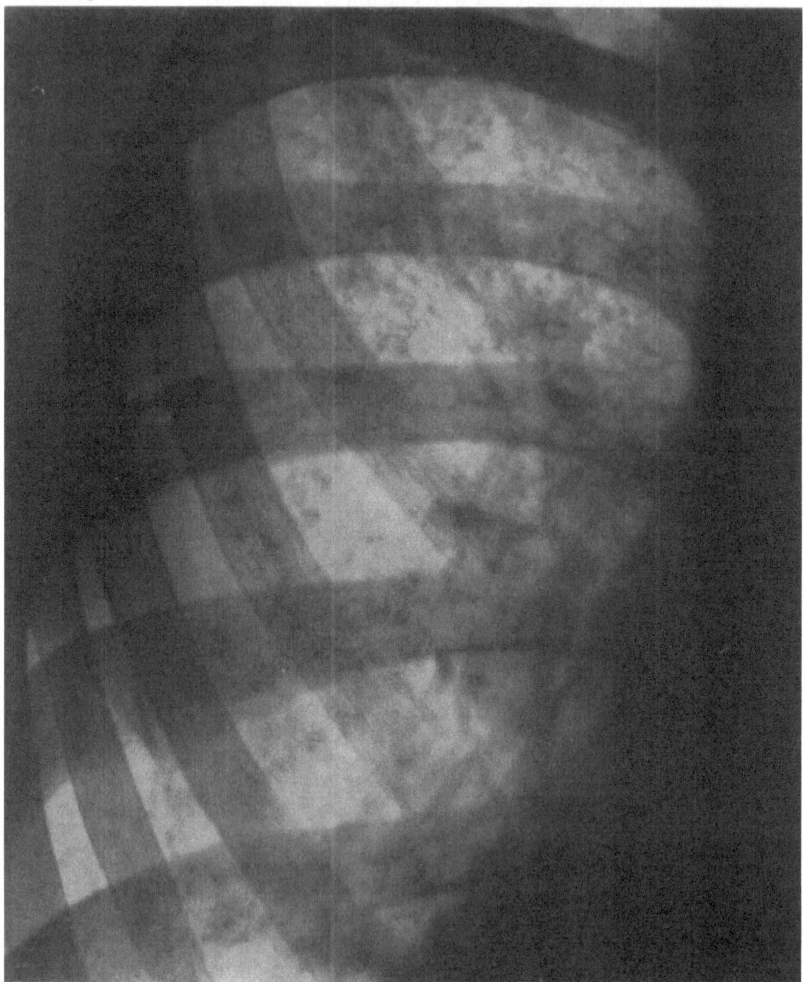

Abb. 40 $\left(\frac{597/26}{1}\right)$. Ausschnitt (links) von Abb. 39. Multiple kleine Bronchiektasien.

Therapeutisch beste Wirkung zeigten intravenöse Neosalvarsaninjektionen; das Sputum
ging zurück bis auf 40—10 ccm.

Der Fall war als Tuberkulose eingeliefert und wurde von uns als foetide
Bronchitis und Vorstadium" „echter Bronchiektasen" aufgefaßt.

Über das Röntgenbild der *Lungenlues* sagt SCHRÖDER, daß sich je nach der
pathologischen Natur des Prozesses bei der gummösen Form kompaktere und
dichtere Schatten finden unter Umständen mit zentraler Aufhellung, oder bei

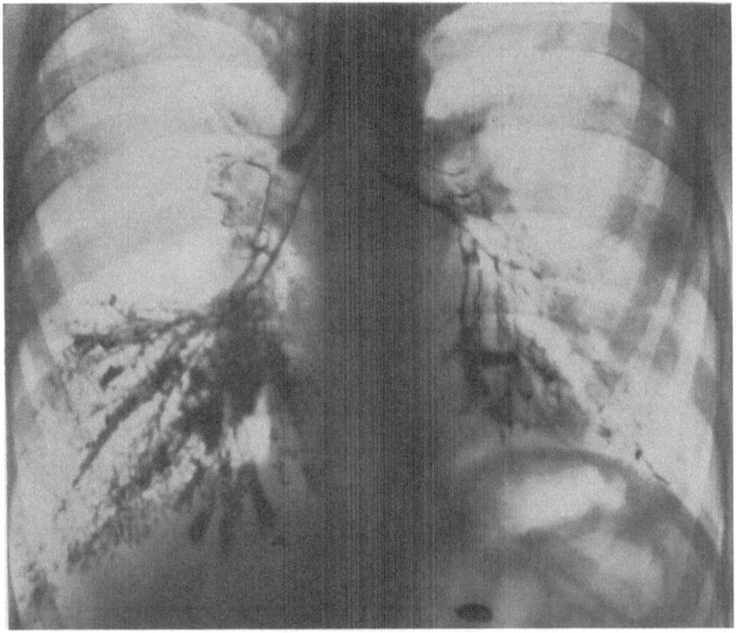

Abb. 41 $\left(\frac{597/26}{2}\right)$. Deutliche Darstellung bronchiektatischer Veränderungen durch intratracheale Jodölapplikation. Von einer ausgedehnteren Darstellung wurde bewußt Abstand genommen wegen des ausgebreiteten Krankheitsprozesses (s. Abb. 39 u. 40) und starker Dyspnoe.

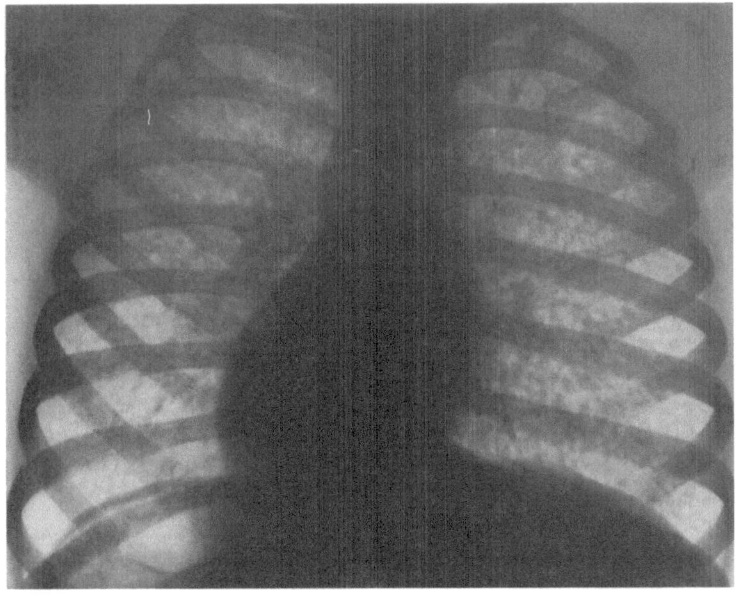

Abb. 42 $\left(\frac{909/26}{1}\right)$. Röntgenaufnahme eines 10jähr. Mädchens mit Miliartuberkulose. (Vgl. hierzu Abb. 39 u. 40.)

den interstitiell-cirrhotischen strangförmige Zeichnung. „Diesen können sich
dann die Bilder der Bronchiektasien hinzugesellen". — (s. Abb. 6.) — Auch
bei tuberkulösen Veränderungen in der Lunge kann der Röntgenbefund ver-
sagen, aber meist nur dann, wenn es sich um ganz frische Veränderungen handelt.
Hier ist das Ohr der Platte überlegen, nach einiger Zeit wird aber sowohl der
klinische Verlauf wie eine erneute Röntgenuntersuchung das Bild bald klären,
während der chronische Verlauf der Bronchiektasen durch Monate und Jahre
denselben Befund und öfters bei krasseren Veränderungen ein negatives oder
sehr zweifelhaftes Röntgenergebnis zeitigt.

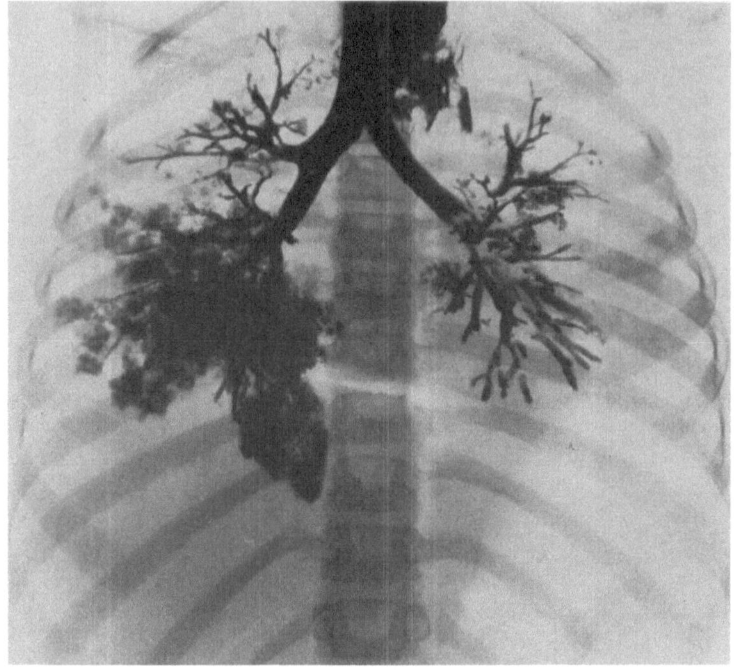

Füllung der Alveolen.   Füllung der Bronchien.
Abb. 43 (909/26). Mennigefüllung an der Leiche desselben Falles.

Auch *verkalkte Hilusdrüsen* beweisen bei negativer Tuberkulinreaktion
nichts für eine *spezifische Ätiologie.* Wir haben unter unserem Material zahlreiche Fälle beobachtet — mit und ohne ausgesprochene Verstärkung der Hiluszeichnung, wie sie häufig ist nach Masern, Grippe, Pertussis, Pneumonien,
Stauungskatarrhen, rezidivierenden Bronchitiden —, wo ausgesprochene „Kalk-
drüsenschatten" ohne tuberkulöse Ätiologie vorhanden waren. Auf analoge
Befunde wiesen ebenfalls LIEBERMEISTER, BOSSERT u. a. hin.

Ein von uns in manchen Fällen stärkerer Bronchiektasienentwicklung
beobachtetes Symptom beschreibt MUNK in der partiellen und totalen *Lungen-
blähung* und die dadurch bedingte horizontale Rippenstellung und Verbreiterung der Intercostalräume, soweit letztere durch Schrumpfungsprozesse nicht
ausgeglichen wird.

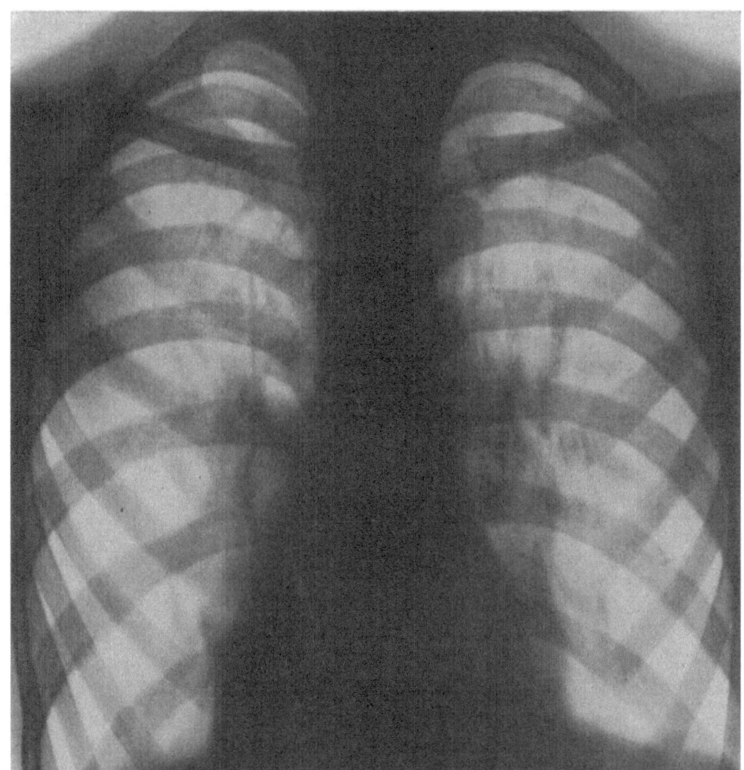

Abb. 44 (pr.)

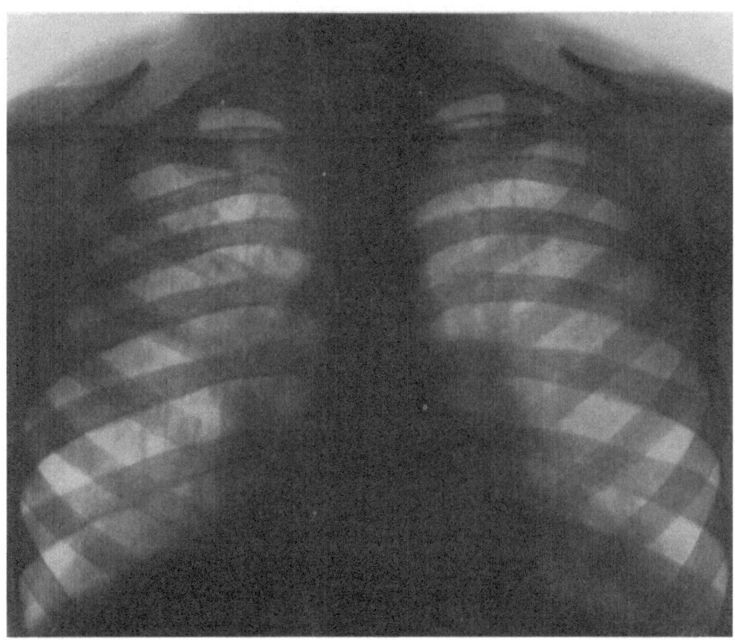

Abb. 45 (507/24.)

Auf beiden Röntgenaufnahmen eigenartige „fließende" Schatten; auf Abb. 44 mehr zentral, auf
Abb. 45 mehr basal. In beiden Fällen klinisch das Bild der Bronchiektasie.

Unter meinem Material fand ich einen für den im Lesen von Röntgenbildern
Erfahrenen ausgesprocheneren, auf bronchiektatische Veränderungen hinwei-
senden Befund in rund $50^0/_0$ der Fälle, darunter wiederum bei rund $30^0/_0$ eine
ausgesprochene Waben-, in rund $20^0/_0$ die oben beschriebene „Regentropfen"-
Zeichnung.

g) Die Kontrastmethode zur Darstellung des Bronchialbaumes.

Einen breiten Raum in der Bronchiektasenliteratur der letzten Zeit nehmen
die Berichte ein über die *röntgenologische Kontrastdarstellung des Bronchial-*

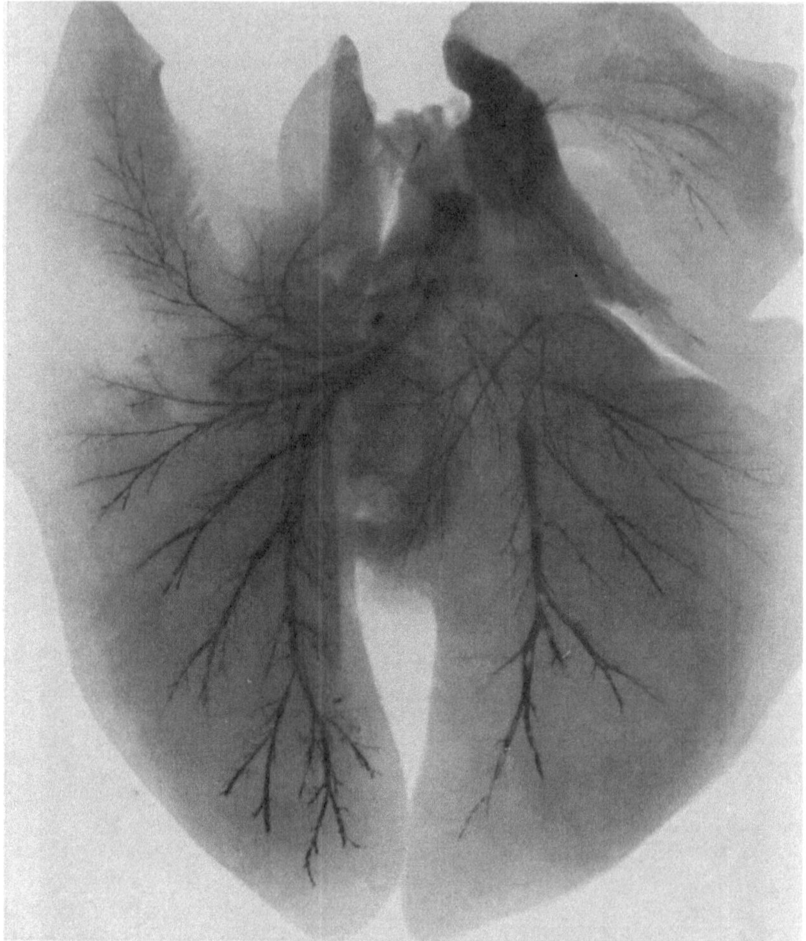

Abb. 46. Darstellung normaler Bronchien durch Kontrastfüllung mit Mennige in der Kälberlunge.

baums. Von den meisten Autoren wird dem Verfahren ein erheblicher diagnostischer Wert beigemessen (BRAUER, DUKEN, LANDAU, HEUSER, LOREY,
FLEISCHNER, ARMAND-DELILLE, v. KOVATS, DAHLET, GUYOT u. a.).

Derartige Versuche hatten schon ihre Vorläufer: 1906 SPRINGER (Einblasen
von Jodoform- und Wismutpulver in die Trachea von Hunden), 1913 ähnliche

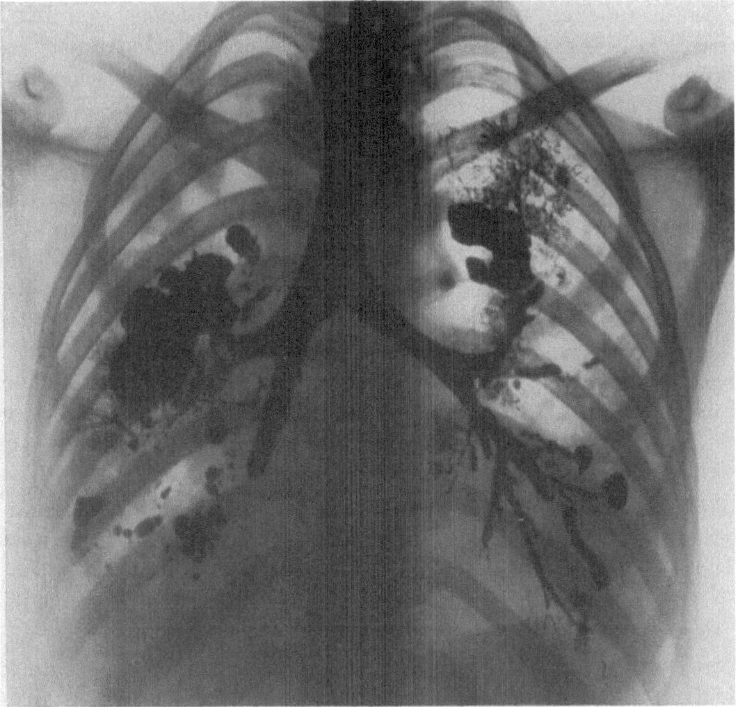

Abb. 47. Kontrastfüllung der Bronchien mit Jodipin an der Leiche eines an kavernöser Phthise verstorbenen Kindes.

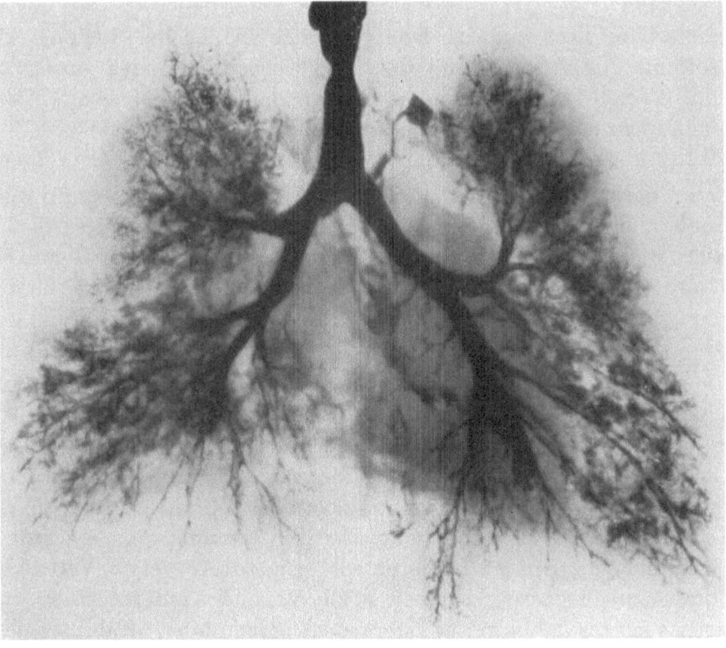

Abb. 48. Röntgenologische Darstellung normaler Bronchien und Alveolen. In situ an der Leiche (2 jähriges Kind) mit Formalin gehärtete Lunge. Ausgießung der Bronchien mit Mennige.

Versuche am Kaninchen mit 10% Wismutaufschwemmungen von TELEMANN. 1919 führte WEINGÄRTNER mittels Pulverbläser durch Katheter und Bronchoskop Thorium oxyd. anhydr. in Trachea und Bronchus des Menschen ein. 1921 stellten LYNAK und WILLIAM auf ähnlichem Wege durch Applikation von 8 ccm einer Bismuth.-carbon.-Suspension in Olivenöl einen Lungenabsceß dar; 1923 veröffentlichten dann SICARD und FORESTIER ihre Erfahrungen mit der Verwendung von Lipjodol in den Luftwegen des Menschen. Bei den folgenden Arbeiten französischer und englischer Autoren wurde vorwiegend das französische Präparat Lipjodol (40% „Jodin" enthaltendes vegetabilisches Öl, 0,54 g Jod in 1 ccm Öl) verwandt, POINDECKER, RAD u. a. nahmen Bromipin ($33\frac{1}{3}\%$). In Deutschland verfügten wir über ein Präparat, das alle Forderungen erfüllte, kontrastreich und möglichst reizlos war, in dem von WINTERNITZ eingeführten Jodipin (E. MERCK, Darmstadt). Das Präparat ist schon lange im Gebrauch zur Kontrastdarstellung und wird auch zur Myelographie, von uns besonders gern auch zur Darstellung von Fistelgängen bei Knochen- und Gelenktuberkulose benutzt.

Für das Kontrastbild der Bronchien wird von den deutschen und österreichischen Autoren, die sich besonders mit der Frage befaßten, das 40%ige Jodipin Merck, spezifisches Gewicht $1,35-1,37$, 40% Jod enthaltend, in 1 ccm Öl $= 0,54$ g Jod, benutzt; nach den vorliegenden Erfahrungen ist das deutsche Präparat dem französischen völlig gleichwertig.

Vor Anwendung des Verfahrens ist einige Tage vorher durch kleine Jodkaligaben die Prüfung auf eine etwaige *Jodidiosynkrasie* dringend anzuraten!

ARMAND-DELILLE und seine Mitarbeiter haben das Verfahren besonders für die Bronchiektasendiagnose im Kindesalter benutzt und dafür folgende Technik angegeben:

Das kranke Kind liegt auf der Röntgenplatte in gleicher Stellung wie bei der Tracheotomie; Anästhesierung der Regio cricothyreoidea durch Novokaininjektion (2 ccm 1%ige Lösung), Einführung eines gebogenen Troikars von 1,5 mm Durchmesser in die Trachea; dann Injektion von 5 ccm 1%iger Novokainlösung in die Luftröhre, darauf sehr langsam $10-20$ ccm Jodöl.

Wir haben diese Methode nach mehreren Versuchen verlassen, weil bei dünner Kanüle auch das erwärmte Jodöl noch nur sehr langsam einfließt und die dann sich wiederholenden Hustenstöße mit dem Troikar in der Trachea gefährlich werden können. Bei weiterem Troikar oder Kanüle ist die Gefahr des Hautemphysems zu groß.

NAHTER und SGALITZER, PICK u. a. wenden zur Bronchographie die „Verschluckmethode" an. Es genügt dabei, nach Anästhesierung des Pharynx- und Larynxeingangs mit einem in $10-15\%$ige Cocainlösung getauchten Wattebausch das Jodöl vor dem Röntgenschirm schlucken zu lassen, weil die Epiglottis in anästhesiertem Zustande nicht mehr in der Lage ist, die Trachea genügend abzuschließen. Entsprechende Lagerung soll die Kontrastmasse in die gewünschten Teile des Bronchialbaums leiten. Zweifellos hätte gerade diese Form der Technik für Kinder in ihrer schonenden Art etwa Verlockendes. Wir selbst haben nach dieser Art noch keine Versuche unternommen, meines Wissens liegen auch bis dahin in der Literatur Angaben über Erfahrungen damit beim Kinde noch nicht vor.

Die dritte Methode, von uns verwandt, ist die Einführung des Jodöls mittels einer Gummisonde durch den anästhesierten Kehlkopf in den Hauptbronchus der erkrankten Lunge. Diese Art haben auch DUKEN, DAHLET u. a. bei Kindern angewandt.

Technik: Das Kind erhält schon vorher ein Narkoticum. (Dicodid bzw. Eukodal als Injektion. Dosis je nach Alter.)

Anästhesierung: Auf ein *gebogenes* Wattestäbchen (gebogene *Metallkehlkopfsonde* mit fest aufgedrehtem Wattebäuschchen) werden 10—15 Tropfen einer $10^0/_0$igen Cocainlösung und 1 Tropfen Suprareninlösung 1 : 1000 geträufelt. (Alle anderen Anaesthetica wie Novokain, Psikain usw. sind für Kehlkopfanästhesie zu schwach und *nicht* verwendbar. Die Gefahr der Cocainvergiftung ist auch bei Kindern bei *vorsichtiger* und richtiger Technik im allgemeinen nicht groß!)

Unter Leitung des Kehlkopfspiegels wird mit Hilfe des Wattestäbchens Rachen und Schlund bis zum Kehlkopfeingang bepinselt. Überschüssige Cocainlösung ausspucken lassen. Ein weiteres Wattestäbchen wird unter Leitung des Kehlkopfspiegels bei *tiefer Inspiration* zwischen den geöffneten Stimmbändern in den Kehlkopf eingeführt. Die Cocainlösung anästhesiert den Kehlkopf und beim Herunterlaufen auch die Trachea. Je nachdem geben wir noch mit der Kehlkopfspritze einige Tropfen $10^0/_0$ige Cocainlösung in die Trachea, doch ist hierbei *allergrößte Vorsicht* am Platze!

Einführung eines Larynxkatheters (mittelstarker, nicht zu weicher Gummikatheter mit Silberdraht innen armiert, Führung!) bei tiefer Inspiration zwischen den Stimmbändern hindurch in den nun vollständig unempfindlichen Kehlkopf. Zur Prüfung, ob man wirklich in der Trachea sitzt, läßt man das Kind kräftig ein- und ausatmen. Bei richtiger Lage spürt man deutlich den Exspirationsstrom. — Weiterschieben des Gummikatheters in die Tiefe, bis man auf Widerstand stößt: Bifurkation. Lagerung des Patienten auf die entsprechende Seite, je nachdem man linken oder rechten Bronchialbaum füllen will. Prüfung über den Sitz des Katheters vor dem Röntgenschirm (gibt deutlich sichtbaren Schatten). Meist gleitet zunächst der Katheter in den rechten Bronchus! (Topographie der Bifurkation!). Ist die Lage des Katheters zufriedenstellend, so spritzt die Assistenz *während* der weiteren Durchleuchtung die *angewärmte* $40^0/_0$ige Jodipinlösung *langsam* in den Katheter ein. Beobachtung der zunehmenden Füllung des Bronchialbaums. Mit dem Moment der Auffüllung setzt Hustenreiz ein. *Schnelles* Handeln ist jetzt *unbedingt* nötig, da mit jedem Hustenstoß die Jodipinlösung diffus in alle Bronchialverzweigungen zerstreut wird und öfters kein eindeutiges Bild mehr liefert. Eine beabsichtigte Röntgenaufnahme ist also schleunigst anzuschließen. Den eingeführten Katheter kann man mit einer Aufbißkappe zwischen den Zahnreihen halten lassen oder fixiert ihn sonstwie zweckmäßig.

BECK und SGALITZER schalten noch einen Junkerapparat mit Quetschhahn und Doppelgebläse vor, um den Druck, unter dem das Jodipin in den Bronchialbaum einfließt, zu regulieren. Praktisch dürfte wohl ein Abklemmen zur jeweiligen Unterbrechung der Zufuhr genügen.

Die Einbringung des Jodipins mit der Kehlkopfspritze hat sich uns nicht bewährt, man ist — auch bei entsprechender Lagerung — von zu vielen Zufällen abhängig.

Die Menge des eingeführten Kontrastmittels ist abhängig von Größe und Alter des Kindes und dem, was dargestellt werden soll, doch hüte man sich vor einem Zuviel (s. u.). Selbst bei 14—15jährigen dürfte man wohl über 30 ccm kaum hinausgehen, meist sind 20 ccm ausreichend.

Da es sich in der Mehrzahl der Fälle um den Nachweis von Bronchiektasen im Unterlappen handelt, ist die „einfachste" Füllung die im Stehen, Sitzen bzw. Seitenlage; der Nachweis von Veränderungen im Obergeschoß kann trotz entsprechender Tieflagerung des Oberkörpers ganz erheblichen Schwierigkeiten begegnen. Wie mir BRAUER gelegentlich mündlich mitteilte, ist er mit Versuchen beschäftigt, mittels Preßluft besonders *fein* vernebeltes Jodipin vor der Röntgenaufnahme einatmen zu lassen. Würde dies gelingen, so wäre eine gerade für das Kindesalter erfreulich schonendere, einfachere Technik gewonnen! — ohne — immerhin nicht ungefährliche — Narcotica. Die Resorptionsgefahr ist nach den neuen Untersuchungen von KNIPPING und PONNDORF nicht groß; nach ihren Beobachtungen und Versuchen kann die Aufnahme von Jodölen durch die *Lunge* nur eine sehr geringe sein. (Näheres siehe in der Originalarbeit s. Literaturverzeichnis.) Sie ist jedenfalls viel geringer, als nach den bisherigen Angaben in der Literatur zu erwarten war. — Meist wird das Kontrastöl bald wieder ausgehustet; manchmal bleibt es, je nach Art und Stadium der Erkrankung, längere Zeit liegen, es wandert dann in die Alveolen, wo es noch nach 2—4 Wochen, nach LEUK und HASLINGER und eigenen Beobachtungen sogar monatelang nachweisbar sein kann. Ein Jodnachweis im Harn gelang uns bei täglichen Kontrollen in manchen Fällen öfters wochenlang, in Einzelfällen bis zu 6 Wochen. Das Jodöl wurde nach unseren Beobachtungen vor dem Röntgenschirm bei Hustenstößen und mit dem Sputum emporbefördert und dann in der Hauptsache verschluckt! Röntgenologisch war dies Jodöl leicht im Magen nachweisbar. Vom Darmkanal aus erfolgte dann die Resorption des Jods, seine Ausscheidung und Nachweismöglichkeit im Harn. Die Mitteilungen fast aller Autoren gehen dahin, daß das eingeführte Jodöl (Jodipin, Lipjodol) in den Bronchien keine Schädigungen verursache. In einzelnen Tierversuchen (Meerschweinchen, Kaninchen) sind lokale Schädigungen beobachtet (LANDAU, KURTZAHN und WOEHLER, PEIPER und KLOSE). Doch kann nach den Versuchen BRAUERs am Menschen und seinen negativen Sektionsbefunden, die keinerlei Schädigungen nachweisen ließen, diesen vereinzelten Beobachtungen am Tier keine schwerwiegendere Bedeutung beigemessen werden, wie auch LANDAU bezüglich seiner eigenen Versuche dies ablehnt. Immerhin dürfte in dieser Frage das letzte Wort endgültig noch nicht gesprochen sein, zumal meines Wissens noch nicht genügend Mitteilungen darüber vorliegen, ob sich der *kindliche* Organismus nicht doch anders verhält und empfindlicher ist. Wir selbst haben bisher *keine* Schädigungen gesehen, auch nicht bei wiederholten Jodölfüllungen, die wir in erster Linie versuchsweise zu therapeutischen Zwecken vornahmen. Die Gefahr der Idiosynkrasie gegen Jod wurde schon erwähnt; KNIPPING und PONNDORF weisen auf besondere Vorsicht beim Hyperthyreoidismus hin, der also besonders beim älteren Kinde zu berücksichtigen wäre. Da solche Fälle auch bei probatorischer Jodmedikation schwer zu erkennen sind, verlangen die Verfasser zur Feststellung der Überfunktion der Schilddrüse vorher eine Gasstoffwechseluntersuchung. Die Nierenfunktion ist vor der Anwendung der Kontrastfüllung ebenfalls genau zu prüfen. Zum Nachweis von in seltenen Fällen vorhandenen bronchocutanen und pleuropulmonalen Fisteln kann die Jodipinmethode ebenfalls benutzt werden; immerhin hatten wir hierfür schon geeignete Methoden in der Injektion von Methylenblau in die Hautfistel oder das Einbringen von Äther in die Empyemhöhle.

Das nach der Füllung sich bietende Röntgenbild ist außerordentlich eindrucksvoll! Die umschriebenen sackförmigen Bronchiektasen geben mehr traubenartig gelagerte, die zylindrischen handschuhfingerähnliche (AMAND-DELILLE) Schatten. Sind die Bronchien mit Sekret gefüllt, so dringt das Jodöl erst dann in die weiteren Abschnitte, wenn sie durch Hustenstöße frei werden. Bei starker Sekretion können aber erhebliche Schwierigkeiten entstehen, die die Erzielung eines diagnostisch verwertbaren Jodölkontrastbildes unmöglich machen. Um auch gerade in diesen Fällen weiter zu kommen, hat sich uns die „Austrocknung" mit Atropin recht gut bewährt, das in seiner weiteren pharmakologischen Wirkung noch den Effekt der Narcotica unterstützt. Wir gaben z. B. bei einem 10jährigen Jungen 5 Tage vor der Jodipinanwendung zweimal täglich 0,0005 g Atropin; die Dosis ist natürlich je nach Lage des Falles, Alter usw. entsprechend zu variieren.

Bei der Deutung der Kontrastbilder ist daran zu denken, daß wir ein Jod*öl* einführen, das sich mit der wässerigen Lösung des Sputums nicht eng verbindet, sondern nur leere bzw. trockene Hohlräume völlig ausfüllt, oder aber das Sputum verdrängt, oder in anderen Fällen eine mehr emulsionsartige Vermischung eingeht, so daß auf dem Röntgenbilde tröpfchen- und punktartige Verschattungen oder vakuolenartige Aufhellungen (s. z. B. Abb. 46) auftreten können.

ROUBIER und PÉTOURAND teilen auf Grund ihrer großen Erfahrung die gefundenen Bilder in vier Gruppen:

1. Normale Bronchien: Regelmäßige, sich allmählich verjüngende, in die Alveolen aufgehende Schatten.

2. Zylindrische Erweiterungen der größeren und mittleren Bronchien: Deutlich einseitig oder von beiden Seiten erweitert, bis zum Zwerchfell oder zum Sinus phrenico costalis hinabreichendes weites Lumen.

3. Erweiterung der Bronchiolen: Kleine, dunkle, zu Haufen geballte Flecke in den Unterfeldern. Bronchienhauptäste nur schlecht sichtbar.

4. Sackförmige Bronchiektasen: Rundliche, regelrecht begrenzte, haufenförmig geballte Flecke; Sitz in den basalen Lungenabschnitten, im Verlauf des unteren Bronchialbaums oder in der Nähe des Hilus. Traubenförmiges Bild.

Ähnlich ist die Einteilung LOREYs.

BRAUER beschrieb neuerdings als besonders charakteristische Erscheinung die „*Cavernicula*": Die Bronchien sind dabei nur wenig erweitert, es hängen ihnen dann aber „wie Trauben kleine Kavernchen" an. — BRAUER führt ihre Entstehung auf einen Zerfall des Lungenparenchyms zurück. Die von BRAUER geforderte technisch schwierige Herstellung von Bronchialausgüssen solcher Veränderungen ist inzwischen LOESCHCKE gelungen, der „die fast regelmäßig im Röntgenbild sichtbaren Cavernicula" „als echte präterminale Bronchiektasien" auffaßt (s. Abb. 5).

Auch beim Kontrastbild sind die *diagnostischen Folgerungen* nur mit größter Zurückhaltung zu ziehen; mannigfache Fehlschlüsse sind möglich. Geht das Jodöl bis in die Alveolen, kann nach LANDAU ein der acinös-nodösen Tuberkulose sehr ähnliches Bild entstehen. GUINON und LEVESQUE leugnen die Brauchbarkeit der Methode beim Kinde überhaupt, dem aber zahlreiche andere Erfahrungen (u. a. ARMAND-DELILLE, DUKEN, eigene Beobachtungen) entgegenstehen. LEUK und HASLINGER weisen auf die Bildung von sackförmige Bronchiektasen vortäuschenden Schattenflecken hin, wenn das Kontrastmittel in die Alveolen gelangt; es kann dabei nach ihrer Ansicht zu „Fremdkörperpneumonien" kommen, daher Vorsicht bei der Anästhesie, nur tropfenförmiges Einbringen des Jodöls bei *flacher Atmung*; VALSALVAscher Versuch streng kontraindiziert. Vor Fehldiagnosen schützt am besten Durchleuchtung in verschiedenen Ebenen und die Beobachtung des *Füllungsmodus vor dem Schirm!* Im allgemeinen ist nach LEUK und HASLINGER auch mit der Kontrastmethode die Diagnose der Bronchiektasie nicht immer so einfach möglich, wie es nach dem verblüffenden Röntgenbild zunächst den Eindruck macht.

BRAUER fordert zur besseren Lokalisierung die stereoskopische Röntgenaufnahme. *Schädigungen* (s. auch oben) und unangenehme *Zwischenfälle* sind verhältnismäßig seltener, als zu erwarten war, sind aber beobachtet. Bei der Durchstechung des Lig. cricothyreoideum ist durch Jodipin entstandene Abszeßbildung beobachtet (BRAUER), ferner unangenehmes Hautemphysem (eigene Beobachtung). Beides ist zu vermeiden durch die subglottische Methode mittels Gummikatheters. ARMAND-DELILLE und GALSTON sahen asphyktische Erscheinungen und akutes, vorübergehendes Glottisödem. (Überempfindlichkeit gegen Jod?)

Mit wenigen Ausnahmen, die die Methode als „ganz einfach und harmlos" (!) hinstellen, sind sich bei Übereinstimmung über den großen Wert des Verfahrens, alle Untersucher darüber einig, daß im Einzelfall schärfste Kritik zur Anwendung eine „Conditio sine qua non" ist. In erster Linie dürfte es für diejenigen Fälle in Betracht kommen, bei denen chirurgische Behandlung angezeigt erscheint und genaueste Lokalisation pp. fordert, sowie zur einwandfreien und frühen Diagnostik. Ich kann mich nach den Literaturberichten des Eindrucks nicht erwehren, daß die Kontrastmethode in der Bronchiektasendiagnostik des Kindes besonders von französischer Seite wohl *zu häufig* angewandt wird! Es ist ja auch in letzter Zeit wieder stiller davon geworden. —

Bei sorgfältiger Beobachtung des gesamten klinischen Bildes ist die Gruppe der Kinder, die aus Gründen der Diagnostik oder Therapie dem Verfahren unterzogen werden müßten, nach unseren Beobachtungen nicht mehr groß. Das beim Kind hellere Röntgenbild gibt öfters auch ohne Kontrastmittel schon sehr instruktive Bilder, besonders gerade auch die dem Herzschatten naheliegenden, im Herzzwerchfellwinkel besonders häufig lokalisierten Bronchialerweiterungen. Ganz abgesehen von nun doch einmal nicht ganz abzuleugnenden Gefahren ist die Anwendung der Methode bei den bisher zur Verfügung stehenden Techniken auch bei geschicktester Ausführung immerhin eine Anstrengung für die kleinen Patienten, der man sie nicht ohne triftige Gründe unterziehen sollte! Auf keinen Fall darf das „schöne, demonstrative Röntgenbild" allein eine „Indikation" zur Kontrastdarstellung geben. Sie ist nur dann berechtigt, wenn wir auf keinem anderen Wege bei ausreichend langer stationärer Beobachtung zum Ziele kommen.

Um in die Pathologie der Bronchiektasen weitere Einblicke tun zu können, bedarf auch unsere *Sektionstechnik* einer Änderung. BRAUER schlägt dazu vor, „die Lunge in toto zu härten und als ganzes, in der normalen Form fixiertes Organ dem Brustkorbe zu entnehmen resp. mit dem ganzen Brustkorb der späteren Untersuchung zuzuführen". Auch beim Kinde erscheint mir dieser Vorschlag wertvoll, gerade in die „Vorstadien" der Bronchiektasenpathogenese tiefer einzudringen, wenn und wo die Anwendung einer derartigen Sektionsmethode möglich erscheint! (Vgl. Abb. 49.)

Krankengeschichte 683/26. E. H.: 10jähriges Mädchen, 2. unter 2 Kindern; als Kleinkind Masern, Keuchhusten. Seitdem Husten; lebte in feuchter Wohnung. Ausreichender

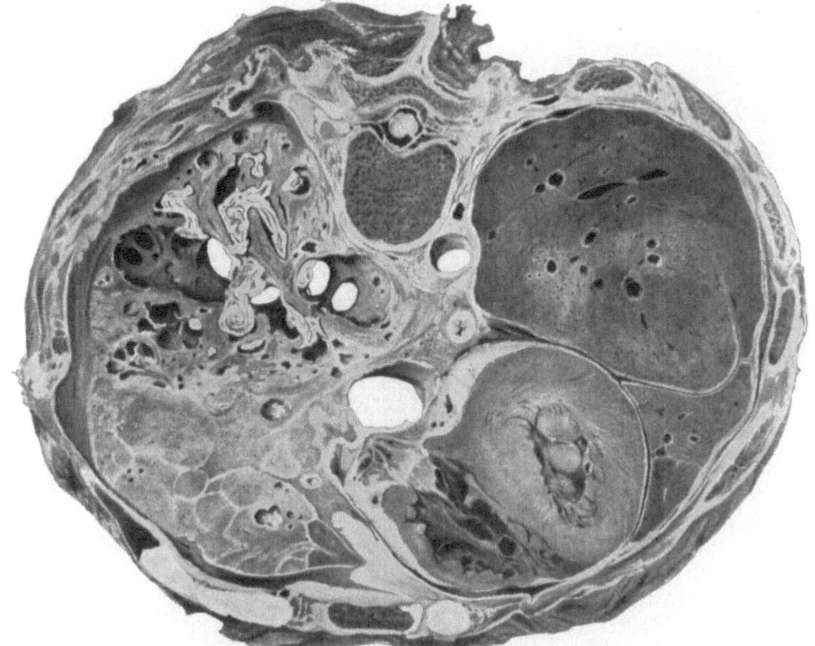

Abb. 49. Nach L. BRAUER und TH. FAHR. (Beitr. z. Klin. d. Tuberkul., Bd. 63, H. 6, S. 664.) Sektionsbefund bei Bronchiektasen (Sektionstechnik!).

Allgemeinzustand. Thorax o. B. Lunge: Über unteren Teilen der linken Lunge, besonders hinten reichliches knatterndes Rasseln („Maschinengewehrgeknatter"); in der linken Axilla ähnlich, wenige laute Geräusche. Über rechtem Unterlappen spärliches und leiseres Rasseln, von ähnlichem Charakter; zum Teil fortgeleitet? Perkutorisch o. B. Oral: Rasseln + +. Röntgendurchleuchtung: Hiluszeichnung vermehrt. Im linken Herzzwerchfellwinkel, z. T. durch Herzschatten verdeckt, aber bei Drehen nach vorn besonders deutlich hervortretend, fleckig-tropfenartige Verschattung. Jodipinfüllung konnte aus äußeren Gründen nicht gemacht werden. Tuberkulinreaktionen, mehrfach, bis 1 : 10 Alttuberkulin intracutan —. Temperatur normal. Leukocyten zwischen 6—10 000. Diff. Blutbild: Nichts Besonderes. Senkungsgeschwindigkeit der Roten (WESTERGREN): Normale Werte.

Klinische Diagnose: Bronchiektasen (vgl. hierzu den sehr ähnlichen Fall 787/26, Abb. 50 bis 53 mit Jodipinnachweis der Bronchiektasen).

Krankengeschichte 787/26: 14$^1/_2$jähriger Junge. 1912 zweimal doppelseitige Lungenentzündung, 1917 Masern und Keuchhusten, 1919 Kur wegen „Lungenkatarrh". Lebte in feuchter Wohnung. Lunge: Schallverkürzung über linker Lunge. Hier abgeschwächtes Atmen, links hinten unten mit bronchialem Beiklang und klingenden, fein-mittelblasigen

Rasselgeräuschen, besonders dicht paravertebral. Rechts o. B. Oral: Rasseln +; dauernd normale Temperaturen. 2mal PIRQUETsche Reaktion negativ, Tuberkulin-Intracutanreaktion 1 : 1000 +. Im Sputum (bei 50 ccm in 24 Stunden) nie Tuberkelbacillen nachweisbar. Senkungswerte der Roten (WESTERGREN) dauernd normal. Leukocyten 7—12 000. Blutbild: Linksverschiebung. Diagnose: Bronchiektasen links. (Vgl. Abb. 50—53).

Krankengeschichte 798/26: 13³/₄jähriges Mädchen, angeblich Frühgeburt. 1914 Masern. 1917 „zur Kur wegen Lungenkatarrh". Seit 1920 anderweitig bis zur Aufnahme 24. 9. 1916 in Beobachtung, die seit 1920 dauernd deutlichen Lungenbefund links feststellte. Über linker Lunge leichte Dämpfung, abgeschwächtes Atmen, stellenweise von bronchialem

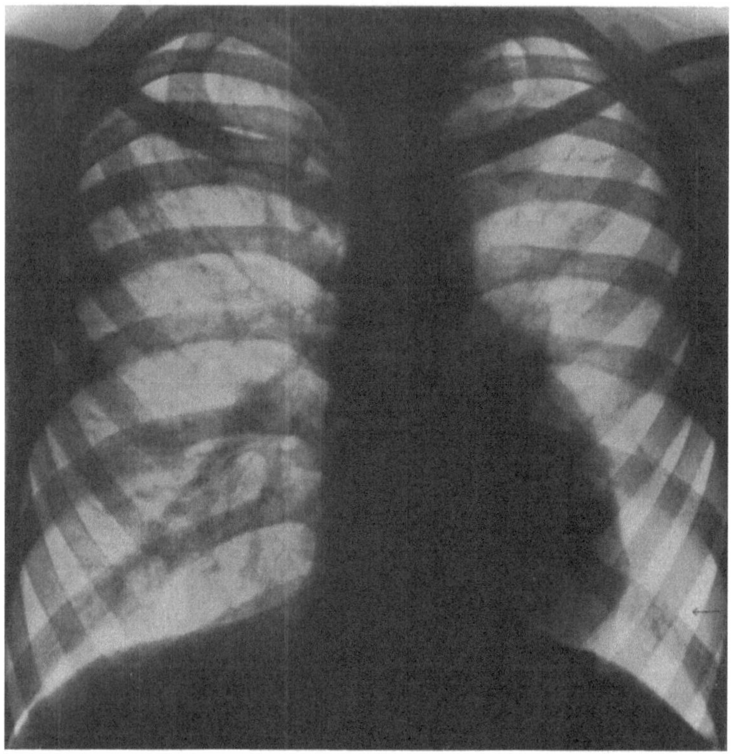

Abb. 50 $\left(\frac{787/26}{1}\right)$. (↗ Verdächtige feine ringartige Schatten.)

Charakter, klingendes Rasseln, daneben Geräusche von „schluchzendem" Charakter (Kavernen!). Rechts hinten unten einzelne zähe mittelblasige Rasselgeräusche. Oral: Rasseln + +. PIRQUETsche Reaktion +. M.T.R. —. Im Sputum und Stuhl sowohl früher wie auch jetzt nie Tuberkelbacillen nachweisbar; auch nicht in dem nach der Jodipinfüllung zunächst stark vermehrten Sputum. Kein Fieber, Senkungswerte der Roten (WESTERGREN) normal bzw. nur wenig erhöht. Die Leukocytenzahlen schwanken zwischen 12—20 000. Im Blutbild Linksverschiebung. Auf QUINCKE-Lage steigende Sputummengen. Tierversuch negativ. Röntgenbefunde vgl. Abb. 56—61.

Diagnose: Große Bronchiektasen links, beginnende Bronchiektasenbildung rechts (?).

Krankengeschichte 956/26. F. G.: 16jähriges Mädchen, 17. unter 17 Kindern! Mit 6 Jahren Masern, mit 14 Jahren Lungenentzündung. Angeblich erst seit ¹/₄ Jahr Husten und Auswurf. In Wachstum und Entwicklung erheblich zurückgeblieben, dürftiger Ernährungszustand. Leichte Kyphose, sonst Thorax o. B. Cyanose im Gesicht, Trommelschlegelfinger. Über linker Lunge nach unten vom Hilus ab zunehmend feuchtes und zähes bis grobblasiges Rasseln; rechts über Unterlappen spärliche, mittelblasige, feuchte und zähe Rasselgeräusche. Oral: Rasseln $+$ $+$. Sputum schleimig-eitrig, bis 80 ccm in 24 Stunden. Influenzabacillen: —, zahlreiche Untersuchungen auf Tuberkelbacillen —, desgleichen Tierversuch negativ. PIRQUETsche Reaktion schwach $+$. Temperaturen normal. Leukocyten bis 11 000. Diff. Blutbild: Linksverschiebung. Senkungsgeschwindigkeit der Roten (WESTERGREN): Werte normal bis mäßig erhöht, wechselnd. Röntgenbild (s. Abb. 62) unter anderem ausgesprochene „Wabenzeichnung" im Mittel — und besonders Unterfeld der linken Lunge, Andeutung rechts.

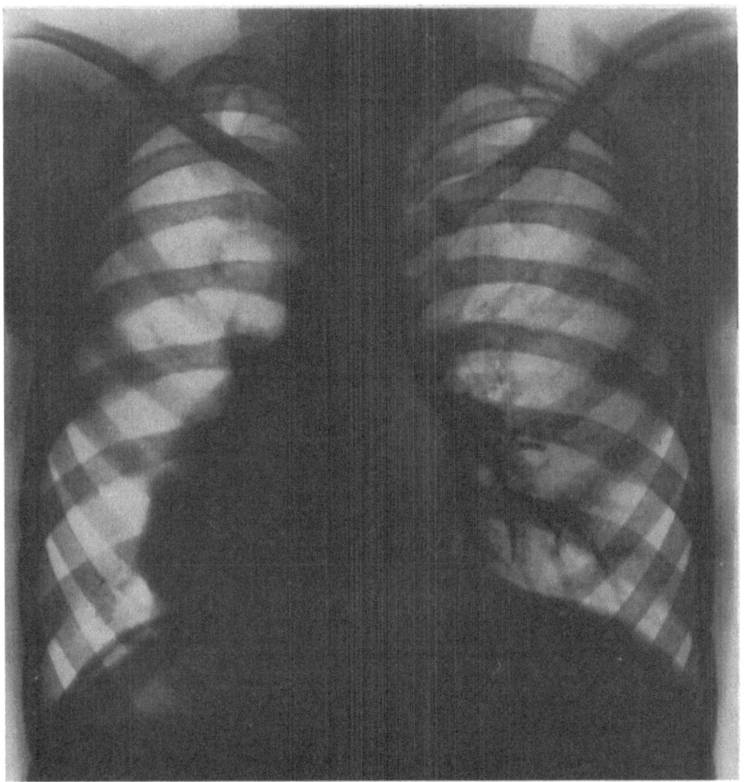

Abb. 51 (787/26). Nach der 1. Jodipinfüllung: rechts normaler Bronchialbaum; links sind die fingerartigen gefüllten Bronchiektasien, durch den Herzschatten verdeckt, eben sichtbar geworden. (Aufnahme auf Platte.)

Klinische Diagnose: Bronchiektasen; Bestätigung durch die intrabronchiale Jodipinfüllung s. Abb. 63.

Krankengeschichte zu Abb. 64.:

Hatte seit 4 Jahren dauernd mit Bronchialkatarrh und Lungenentzündungen zu tun. Mehrmalige Krankenhausbehandlung war nur von vorübergehendem Erfolg. Bei letzter Krankenhausaufnahme (1922) waren über dem rechten Unterlappen reichlich Rasselgeräusche zu hören. Röntgenologisch wurde im rechten Unterfeld eine ausgesprochen wabenartige Zeichnung festgestellt. Der Patient hustete viel, entleerte bis zu 500 ccm übelriechenden schleimigen Sputums pro Tag. Tuberkelbacillen —.

Im Verlaufe der Behandlung ging der Patient an metastatischen Gehirnabscessen zugrunde.

Sektionsbefund: (Auszug) Die rechte Lunge zeigt auf ihrer ganzen Oberfläche stärkere, an manchen Stellen schwielige Verwachsungen mit dem Rippenfell. Auch die linke Lunge

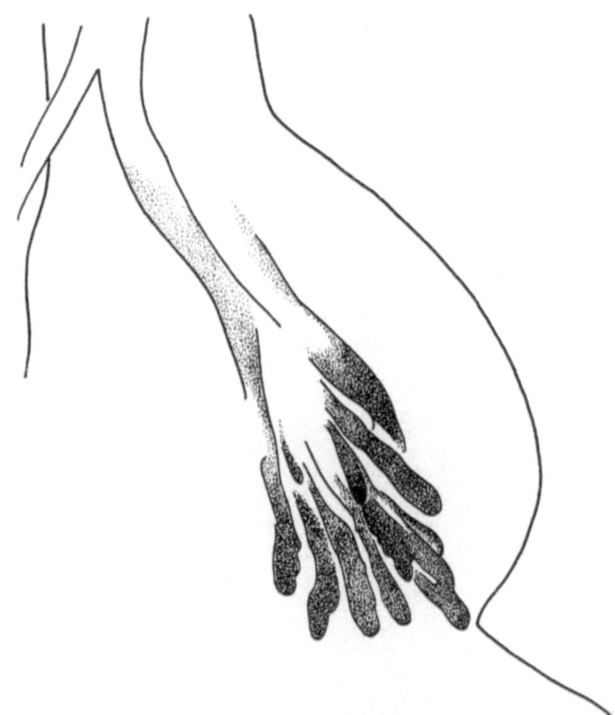

Abb. 52 (787/26). Pause der Originalröntgenplatte (s. Abb. 51) vor dem Leuchtkasten. Die in der Reproduktion links nicht so deutlich (Herzschatten!) sichtbaren, mit Jodipin gefüllten „handschuhfingerartigen" Erweiterungen der Bronchien treten auf der Originalplatte entsprechend der Pause viel deutlicher hervor. Vgl. zu dem linksseitigen Befund die normale Bronchialzeichnung rechts in Abb. 51. (Pause verkleinert.)

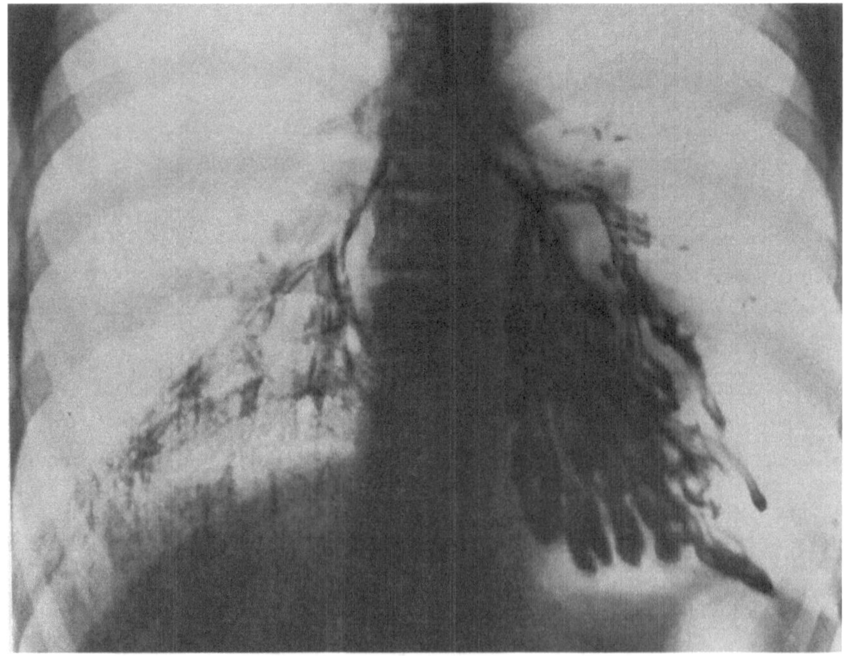

Abb. 53 (787/26). Vgl. Abb. 51: Derselbe Fall bei zweiter Jodipinfüllung (aus therapeutischen Gründen nach 6 Wochen wiederholt). Aufnahme auf Film, dorsoventral. Der verdeckende Herzschatten ist „weggehauen". Die vorher nur auscultatorisch zu vermutenden Bronchialerweiterungen treten durch die Jodölfüllung außerordentlich plastisch als starke fingerartige Schatten in überraschender Ausdehnung hervor.

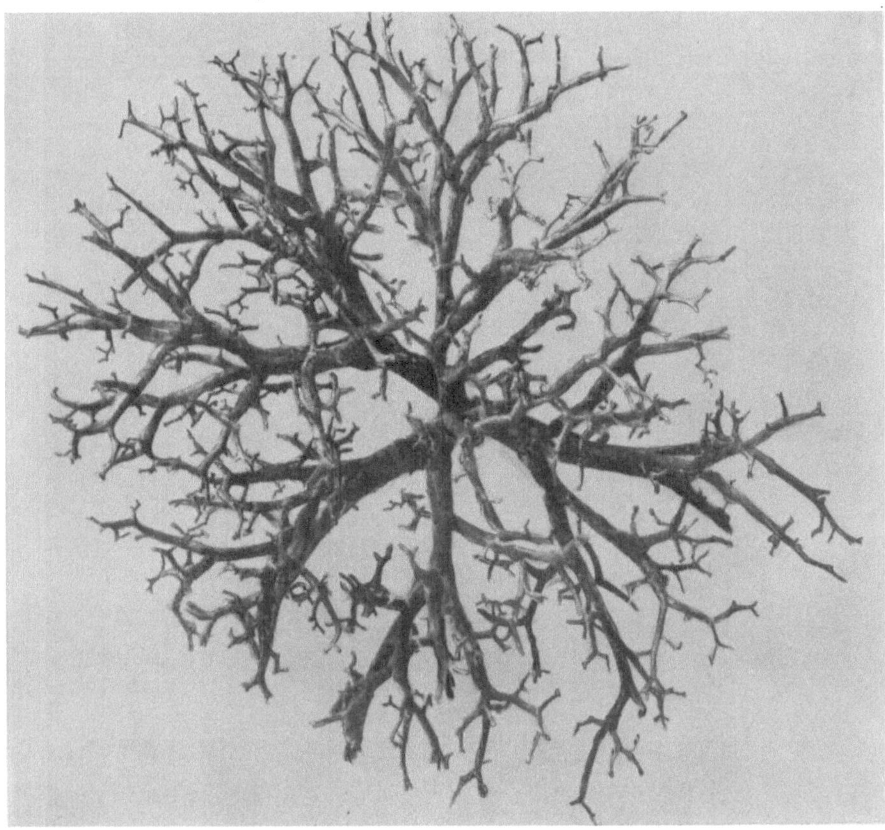

Abb. 55. Bronchialverzweigungen des linken Oberlappens im Metallausguß nach H. LOESCHCKE. (Beitr. z. Klin. d. Tuberkul. Bd. 64, H. 3/4, S. 348.) Vgl. damit das Jodölkontrastbild eines normalen Bronchus, Abb. 54.

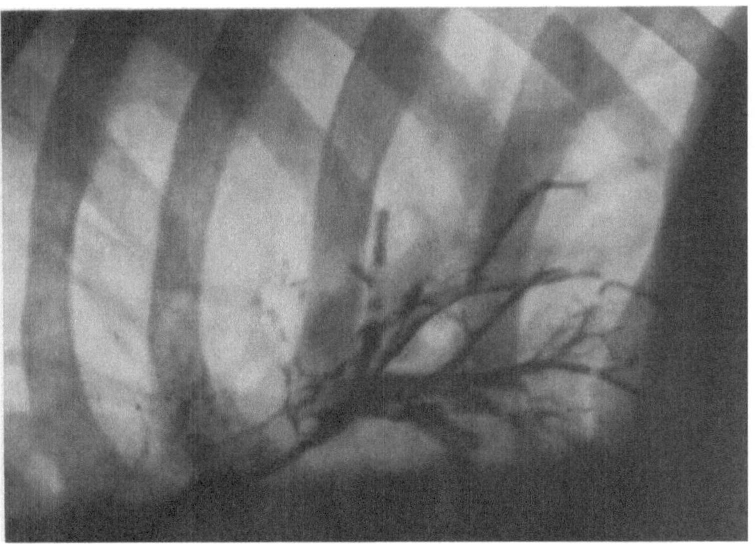

Abb. 54. Jodölfüllung des normalen Bronchialbaumes des rechten Unterlappens bei einem 14 jährigen Jungen.

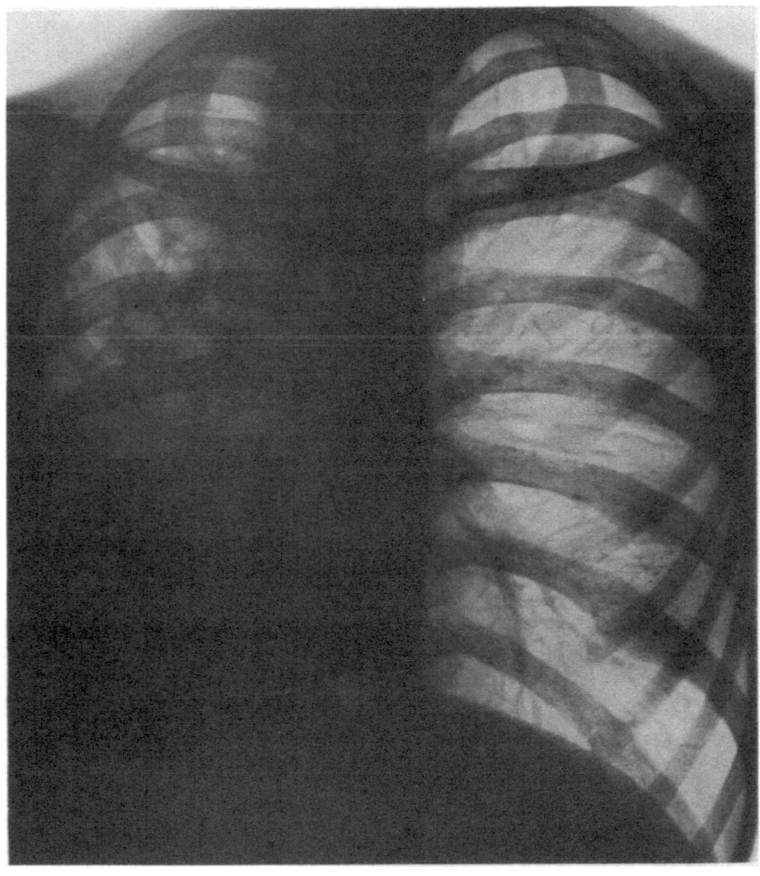

Abb. 56 (798/26). Linksseitige Pleuraschwarte, darüber eben erkennbares „Wabennetz" (*).

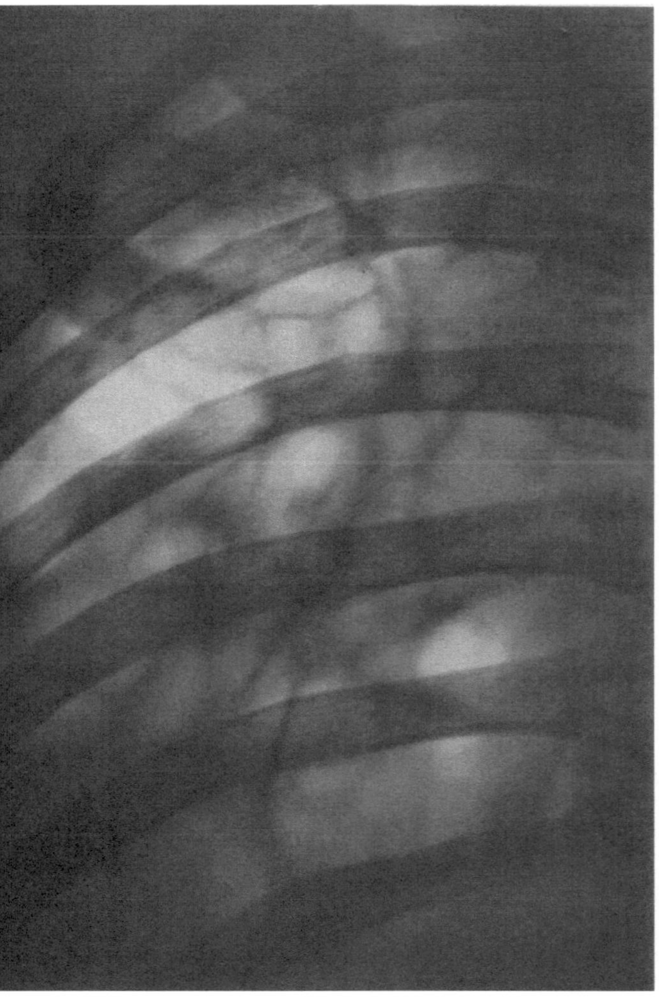

Abb. 57 (798/26). Ausschnitt, oberer Teil der linken Lunge (Aufnahme auf Film mit Brechblende). Das „Wabennetz" ist jetzt deutlich

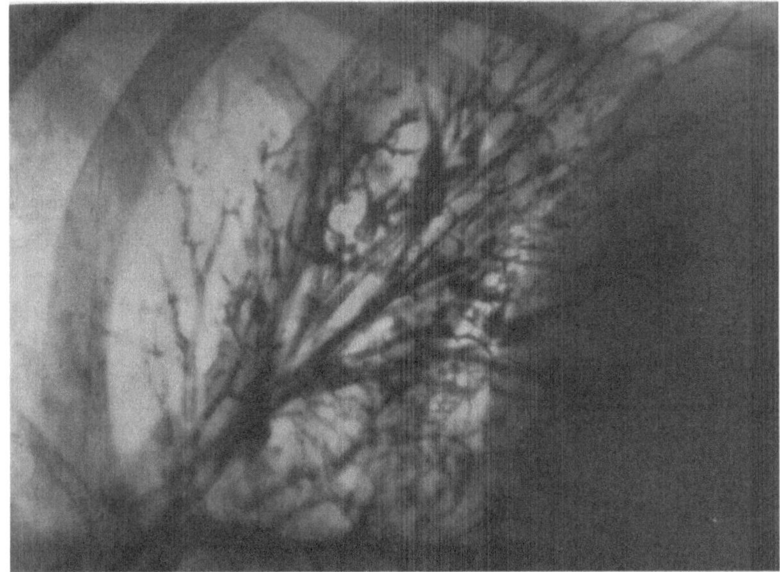

Abb. 59. Derselbe Fall (798/26). Jodipinfüllung des rechten Unterlappenbronchus. *Beginnende* Bronchiektasenbildung!

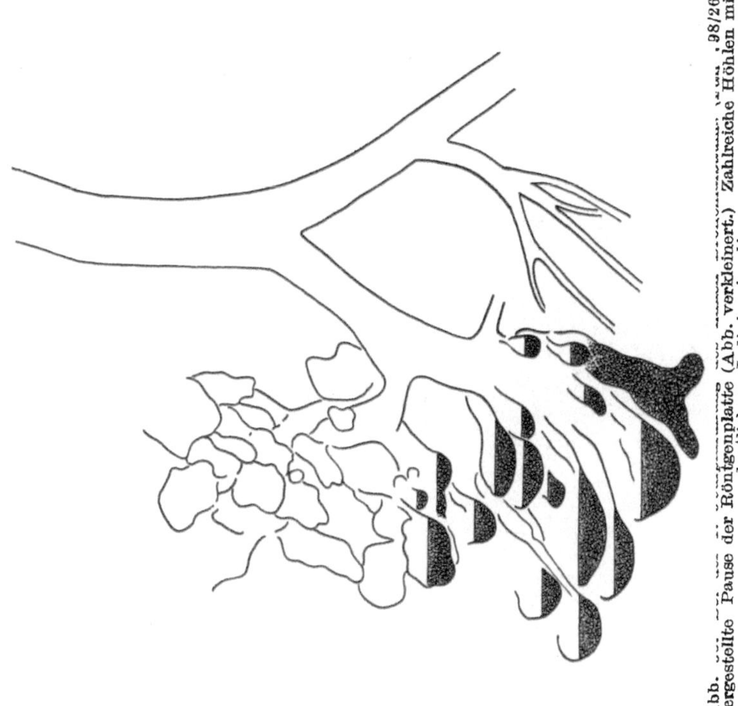

Abb. 58. Der ... (798/26) hergestellte Pause der Röntgenplatte (Abb. verkleinert.) Zahlreiche Höhlen mit deutlichem Jodipinspiegel!

6*

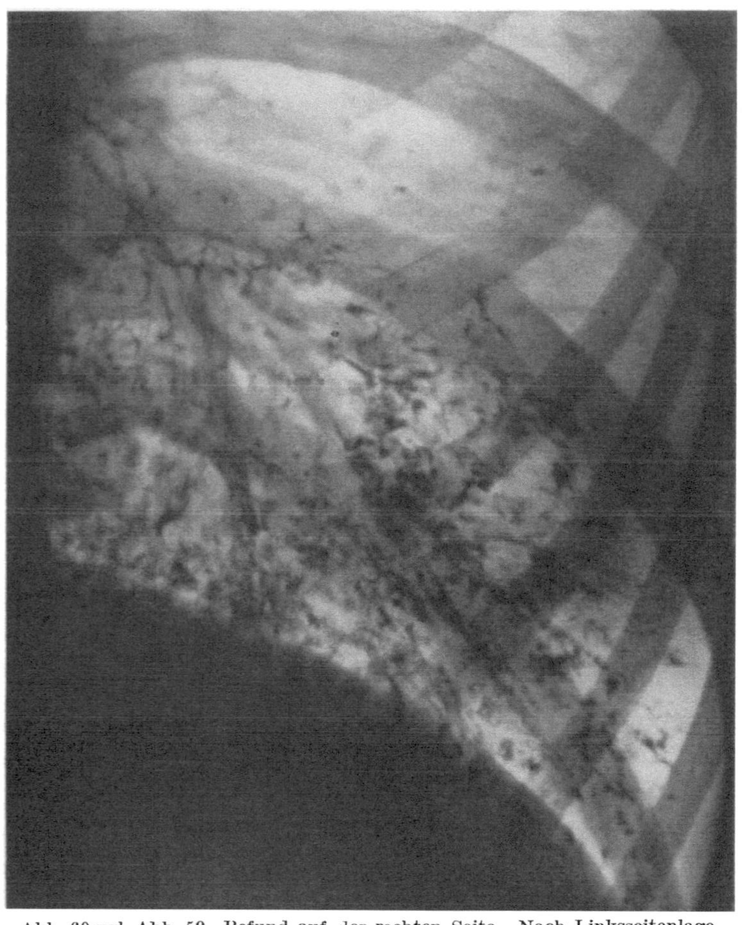

Abb. 60 vgl. Abb. 59. Befund auf der rechten Seite. Nach Linksseitenlage sind die kleinen Bronchialerweiterungen von Jodipin entleert (798/26).

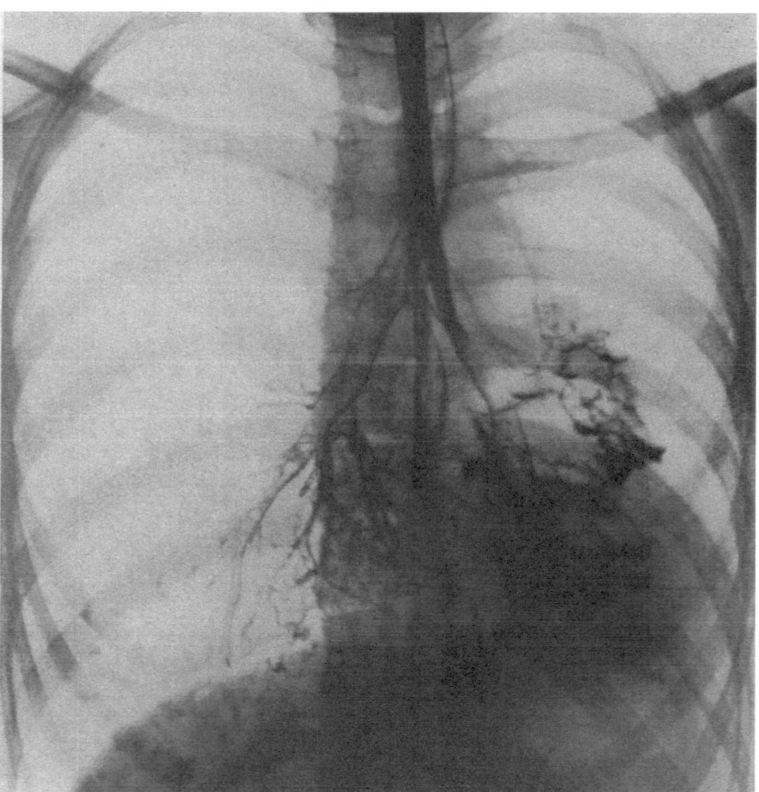

Abb. 61 (798/26). Derselbe Fall wie Abb. 56. 2. Jodipinfüllung (zu therapeutischen Zwecken), 8 Wochen nach 1. Füllung. Aufnahme auf Film. Die Pleuraschwarte ist besser „durchdrungen“. Das „Wabennetz“ stellt sich als ein System großer, jetzt mit Jodöl gefüllter Hohlräume dar! (Bild seitenverkehrt zu Abb. 56.)

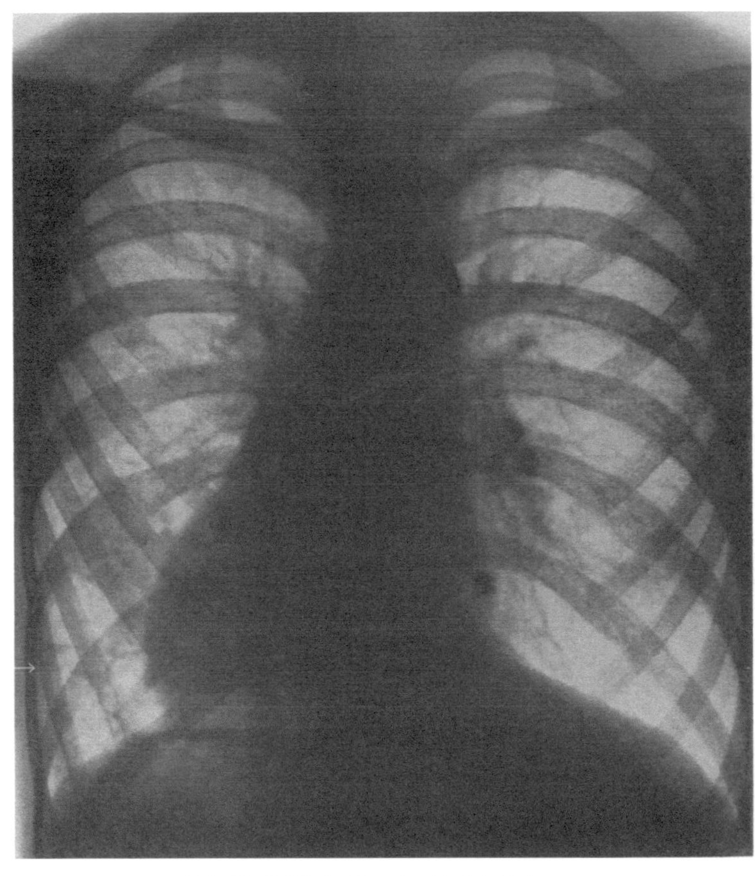

Abb. 62 (956/26). Vor der Jodipinfüllung.

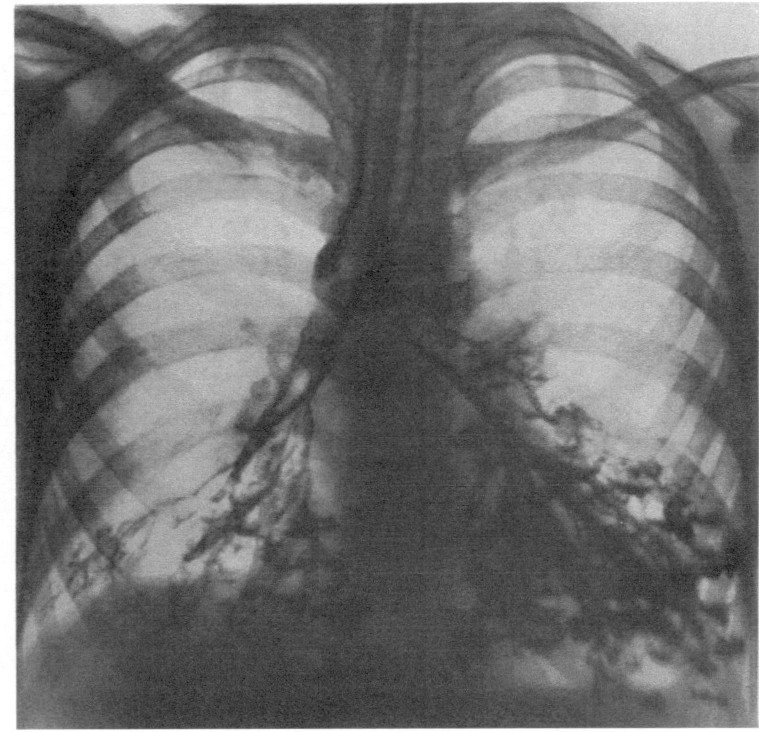
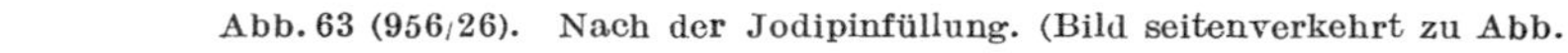

Abb. 63 (956/26). Nach der Jodipinfüllung. (Bild seitenverkehrt zu Abb. 62.)

ist durch zahlreiche strangartige, an manchen Stellen flächenhafte Verwachsungen an die Thoraxwand fixiert.

Beide Lungen werden in toto herausgenommen und von den Hauptbronchien aus mit 10% Formalin gefüllt.

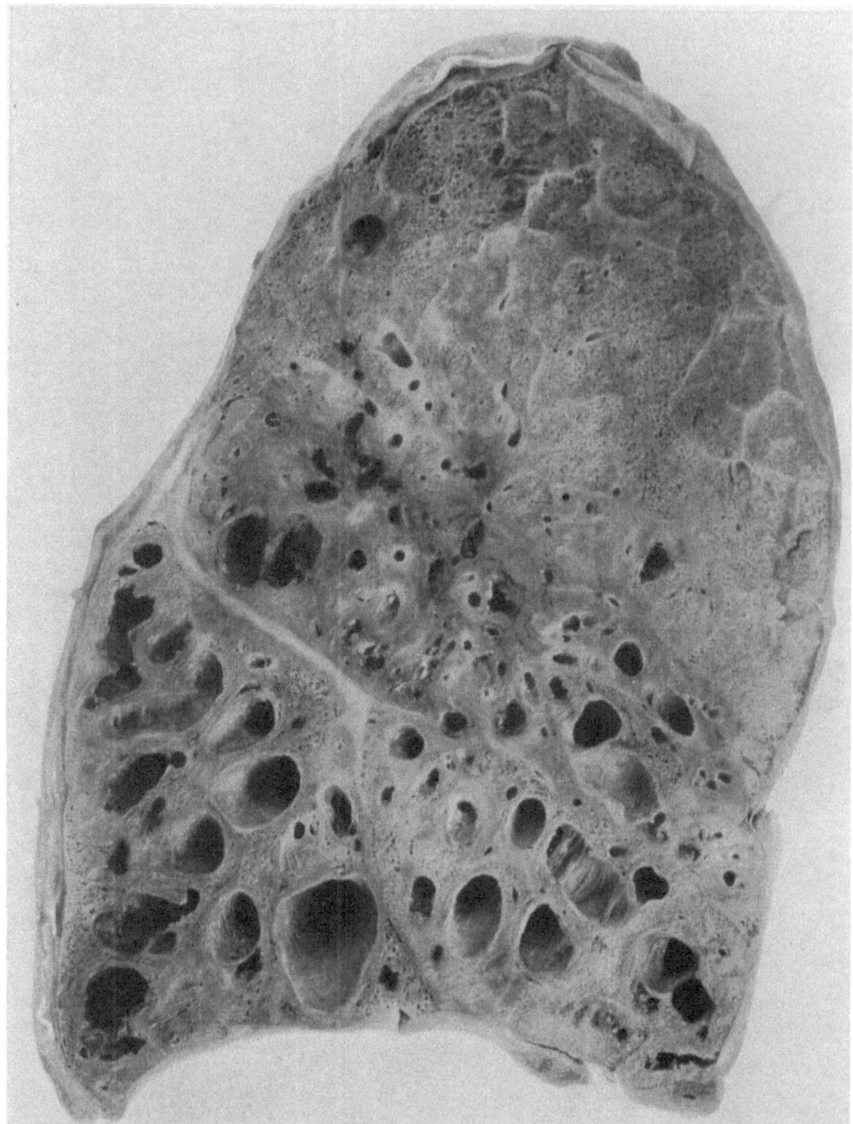

Abb. 64. Sackförmige Bronchiektasien des rechten Lungenunterlappens. 23 jähr. Mann[1]).

Sektion der in Formalin gehärteten rechten Lunge: Der ganze rechte Lungenunterlappen ist von hochgradigen Bronchiektasien durchsetzt, welche teilweise ein Lumen von 3—4 cm Durchmesser haben. Auf Längsschnitten läßt sich verfolgen, daß die Bronchiektasien

---

[1]) Der Fall wurde mir liebenswürdigerweise von Prosektor Dr. LOESCHCKE, Mannheim, zur Verfügung gestellt.

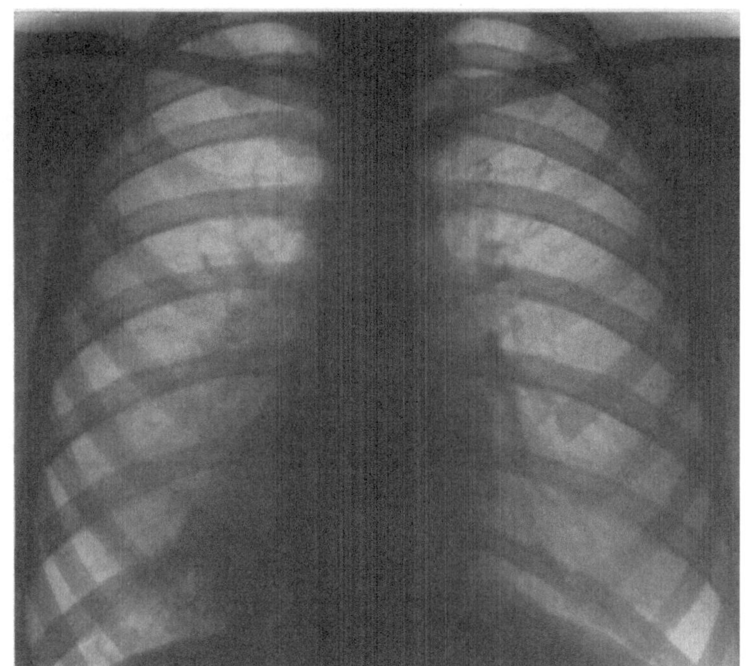

Abb. 65 $\left(\dfrac{899/26}{1}\right)$. Vor der Jodipinfüllung.

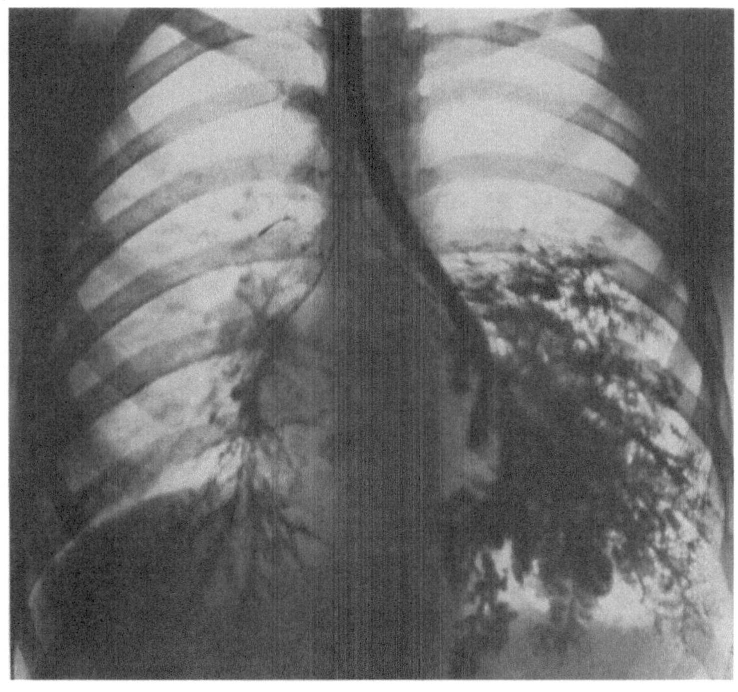

Abb. 66 $\left(\dfrac{899/26}{2}\right)$. *Nach* der Jodipinfüllung.
(Bild seitenverkehrt zu Abb. 65.)
Bronchiektasien!

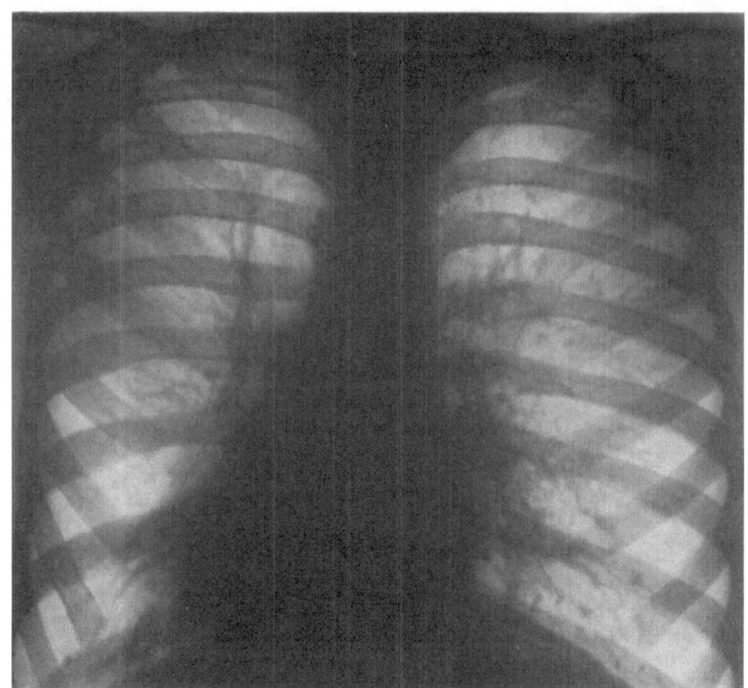

Abb. 67 $\left(\dfrac{728/26}{1}\right)$. Vor der Jodipinfüllung.

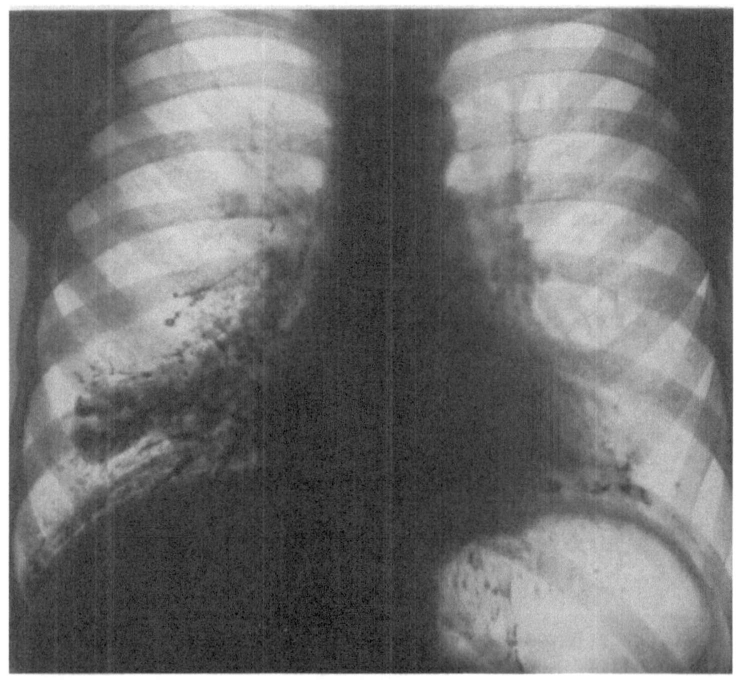

Abb. 68 $\left(\dfrac{728/26}{4}\right)$. *Nach* der Jodipinfüllung.
(Bild seitenverkehrt zu Abb. 67.)
Bronchiektasen!

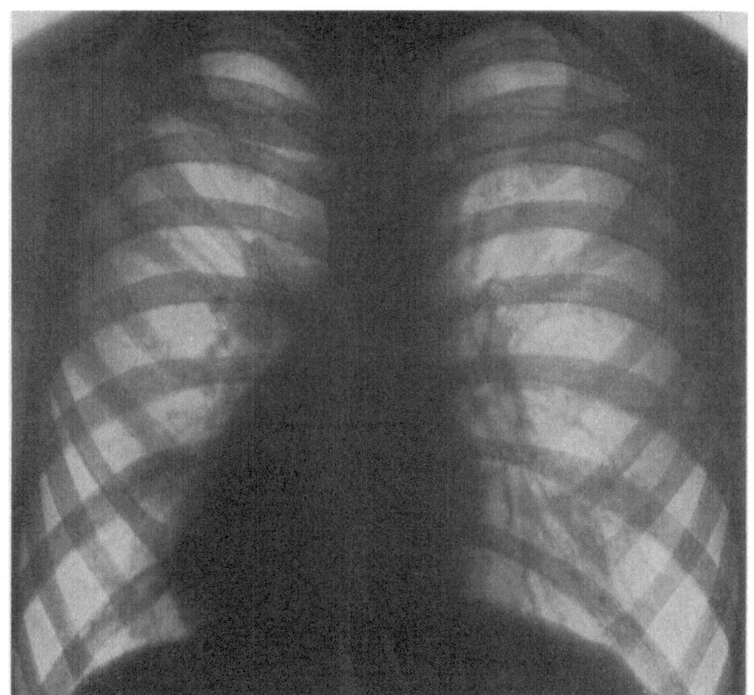

Abb. 69 $\left(\frac{843/26}{1}\right)$. Vor der Jodipinfüllung.

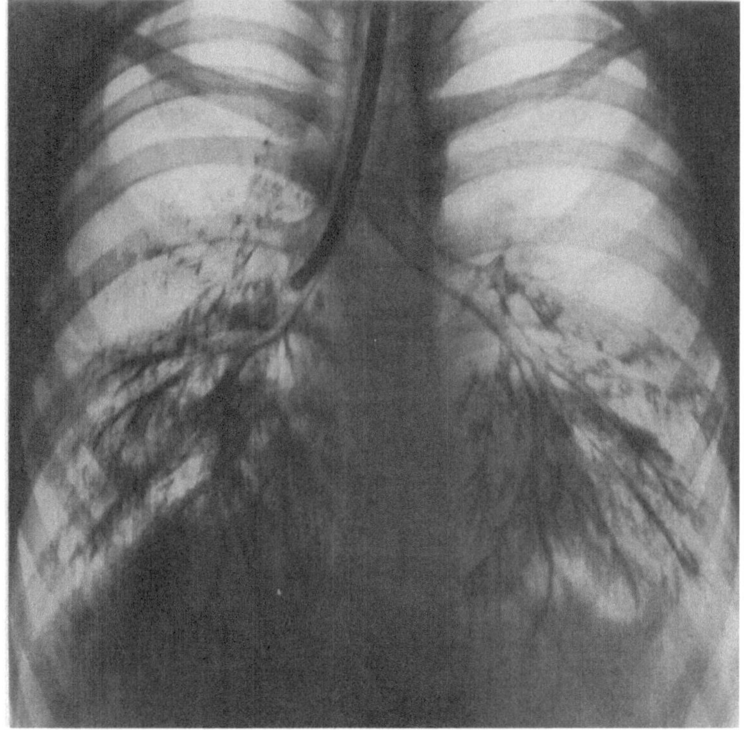

Abb. 70 $\left(\frac{843/26}{2}\right)$. *Nach* der Jodipinfüllung.
(Bild seitenverkehrt zu Abb. 69.)
Keine sicheren bronchiektatischen Veränderungen.

größtenteils sackförmig gestaltet sind und bis dicht unter die Pleura visceralis reichen. Die sackförmigen Hohlräume sind mit eitrigem Schleim erfüllt. In der Umgebung der Bronchiektasien befinden sich eitrige Einschmelzungsherde von schmutziggelber Farbe. Das interstitielle Bindegewebe ist strangartig verdickt.

Pathologisch-anatomische Diagnose: Sackförmige Bronchiektasien des rechten Lungenunterlappens mit eitrigen Einschmelzungsherden. Metastatische Gehirnabscesse.

Es handelt sich hier um infolge chronischer, rezidivierender Bronchitiden und Pneumonien entstandene Bronchiektasien, welche schließlich auf metastatischem Wege zu Hirnabscessen und damit zum Tod geführt haben.

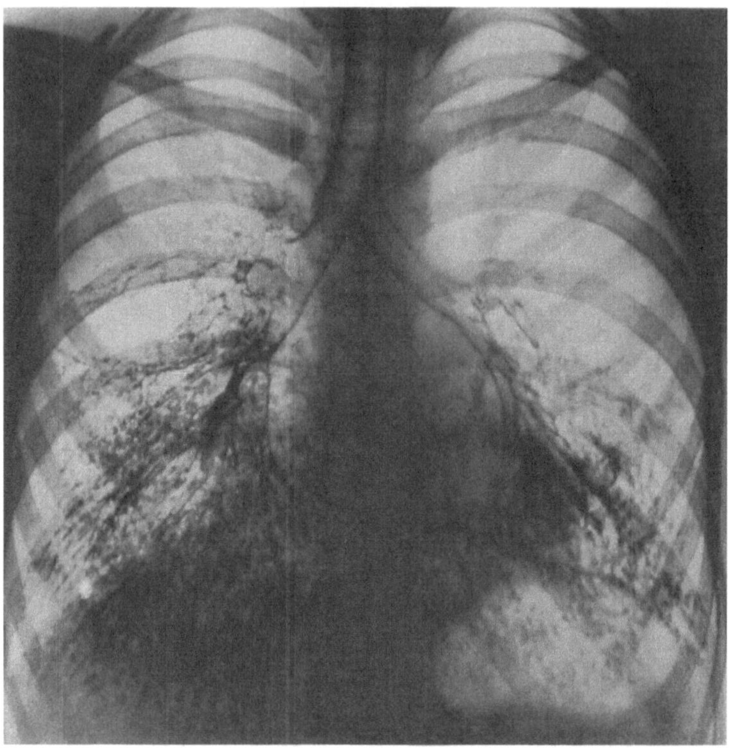

Abb. 71 $\left(\frac{843/26}{3}\right)$. 5 Minuten später (hat mehrmals gehustet!)
(Bild seitenverkehrt zu Abb. 69.)
Keine sicheren bronchiektatischen Veränderungen.

Krankengeschichte 899/26: 14jähriges Mädchen; 10. Kind unter 10. Ungünstige soziale Verhältnisse. Als Kleinkind Masern und mit 4 Jahren doppelseitige Lungenentzündung, seitdem „chronischer Luftröhrenkatarrh" und Husten. Thorax: Reste überstandener Rachitis, linke Seite abgeflacht, bleibt bei Atmung zurück. Subjektiv: Husten und Auswurf. Lungenbefund: Über unteren Lungenteilen links Schallverkürzung, über beiden Lungen diffus bronchitische Geräusche besonders dicht über Unterlappen mittel- bis grobblasiges feuchtes und zähes Rasseln; am stärksten links, hier fast klingend, spärliches Reiben. Oral: Rasseln + +. Röntgenbild (Abb. 65): Unter anderem auf Bronchiektasen verdächtige,

Weitere Jodölkontrastbilder bei Bronchiektasie des Kindes, siehe O. WIESE: „Röntgenbefunde nichttuberkulöser intrapulmonaler Höhlenbildungen". Vortrag auf der 2. Tagung der Deutschen Tuberkulosegesellschaft, Bad Salzbrunn 1927 (Kongreßbericht in Beitr. z. Klinik der Tuberkulose).

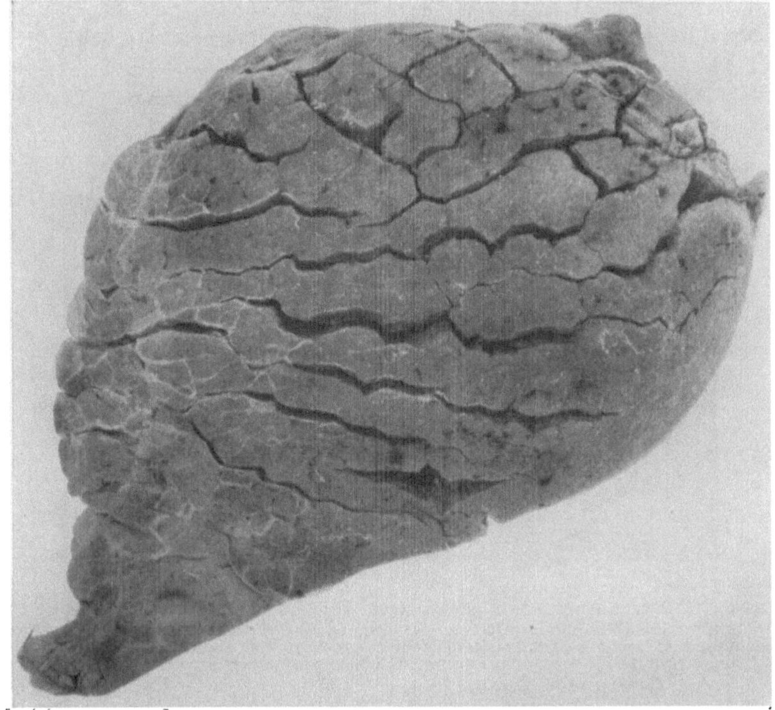

Abb. 72. Darstellung der Lungenlobuli durch Präparation nach H. LOESCHCKE.

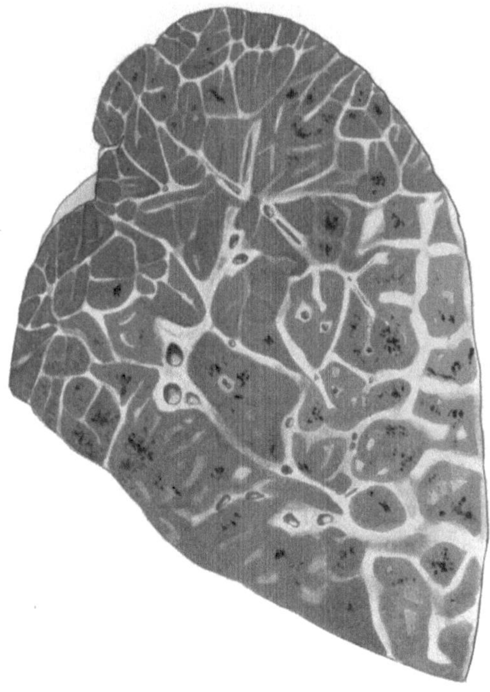

Abb. 73. Interstitielle Pneumonie. (Nach H. BEITZKE.) $^{1}/_{3}$ natürliche Größe.

streifig-wabige Zeichnung, besonders im linken Herzzwerchfellwinkel. Nach intrabron-
chialer Jodipinfüllung (Abb. 66) deutliche Darstellung der Bronchiektasen links. Sputum:

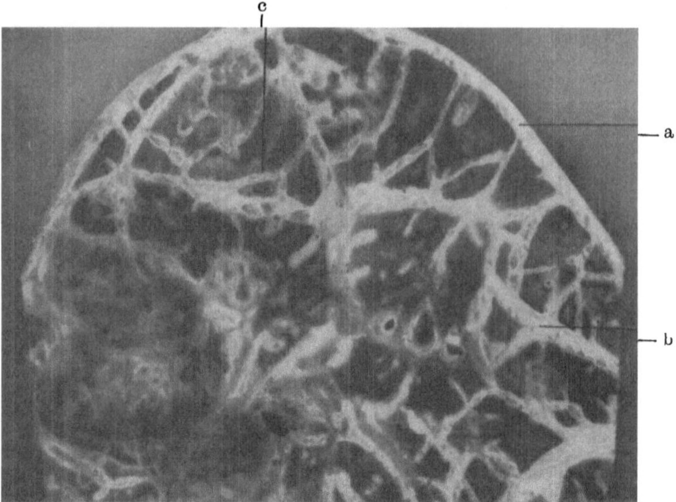

Abb. 74. Lungenseuche des Rindes. (Nach A. BORM.) ¹/₂ natürliche Größe.
Hochgradige interstitielle Entzündung. Die interlobulären Lymphgefäße sind hochgradig erweitert und
thrombosiert und zeigen das charakteristische perlschnurartige Aussehen. a = schwielig verdickte
Pleura. b = interstitielles Gewebe. c = Lymphgefäß. perlschnurartig erweitert und thrombosiert.

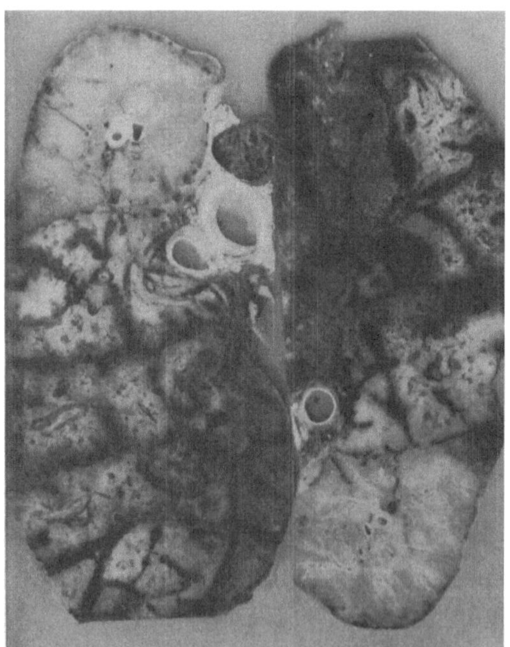

Abb. 75. Viruspest vom Schwein. (Nach A. BORM.) ¹/₂ natürliche Größe.

Eitrig-schleimig, stets Tuberkelbacillen —, Bakterienmischflora. Menge bis 50 ccm in
24 Stunden. Temperatur normal, nur nach Jodipinfüllung 2 Tage Temperatur bis 38,5

gesteigert. Tuberkulinreaktion: 2mal bis 1:10 Alttuberkulin intracutan negativ. Senkungsgeschwindigkeit der Roten (WESTERGREN) mäßig erhöht.

Krankengeschichte 728/26. G. St.: 11jähriger Knabe. Mit 9 Jahren Masernpneumonie.
Anschließend „Lungenkatarrh", seitdem Hustenperioden. 1926 wurde im linken Lungenunterlappen dichtes feinblasiges Rasseln festgestellt; zunächst bestand der Verdacht einer
chronischen Pneumonie. Zwei Kuren vorher: 1924 an der See, 1925 in einem Landheim,
beide ohne „Sonder"behandlung, waren anscheinend nur von Erfolg bezüglich Besserung
des Allgemeinzustandes gewesen. Befund: Bei stationärer Beobachtung guter Allgemeinzustand, leicht gedunsenes Gesicht. Thorax: Etwas „emphysematös", Atembreite: Differenz nur 3 cm. Über Lunge wechselnder Befund: Bald völlig negativ, bald über den Unterlappen dichtes feuchtes und $^1/_2$ klingendes Rasseln. Oral: Rasseln + +. Röntgenplatte
(s. Abb. 67). PIRQUETsche Reaktion +. Temperaturen dauernd normal. Sputum spärlich,
Tuberkelbacillen —. Leukocyten 15 000. Blutbild: Starke Linksverschiebung. Senkungsgeschwindigkeit der Roten (WESTERGREN): Dauernd normale Werte. Vermutungsdiagnose:
Chronische Pneumonie ?, beginnende Bronchiektasen ? Die endobronchiale Jodipinapplikation
(s. Abb. 68) fällt die Entscheidung im Sinne von „bronchiektatischen" Veränderungen.

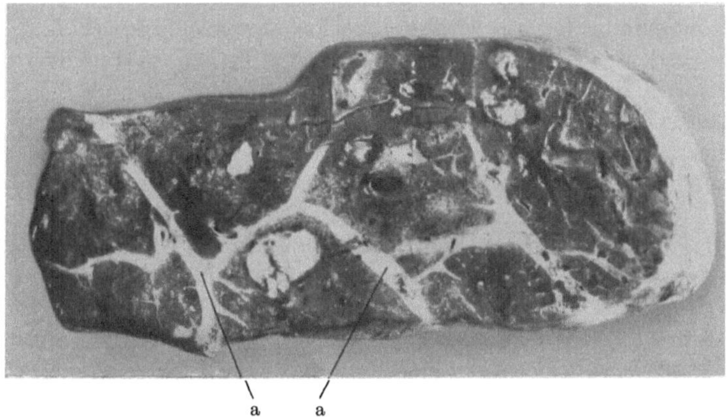

Abb. 76. Chronische interstitielle Pneumonie des Pferdes. (Nach A. BORM.) $^1/_2$ natürliche Größe.
a = Interstitien, bindegewebig organisiert.

Krankengeschichte 843/26. E. Sch.: 1920 Masern, sehr schlechte soziale Verhältnisse.
Seit 6 Jahren Hustenperioden mit freien Intervallen. Befund: Mädchen in dürftigem Allgemeinzustand. Thorax: Trichterbrust, Reste überstandener Rachitis. Über beiden Lungen:
diffus-bronchitische Geräusche, über den Unterlappen dichtes mittelblasiges feuchtes
Rasseln. Das Röntgenbild (s. Abb. 69) ergibt keine schwereren Veränderungen. Tuberkulinreaktionen mehrfach bis 1 : 10 Alttuberkulin intracutan —. Temperatursteigerungen
nur bei interkurrenter Angina und Otitis media. Zeitweise ganz wenig Sputum, Tuberkelbacillen —. Die Jodipinbilder (s. Abb. 70 und 71) zeigen *noch keine ausgesprochenen Veränderungen* an den Bronchien.

Das Bild Abb. 72 auf Seite 91 zeigt sehr anschaulich die Begrenzung der
einzelnen Lungenlobuli.

Man könnte sich denken, daß die vorwiegend im Stützgerüst der Lunge
sich abspielenden entzündlichen und später bindegewebig vernarbenden Prozesse
der interstitiellen Pneumonie röntgenologisch Bilder ergeben, wie sie die Abb. 28,
29, 57 u. a. in ihrer auffälligen Maschen- und Wabenzeichnung zu geben scheinen.
Diese Auffassung wäre auch zunächst vereinbar mit den pathologisch-anatomischen Bildern der Abb. 73—76. Dies um so mehr, solange nicht der Sektionsbefund die Deutung der feinen Schattenstreifen als röntgenologisch auffallend
dünne Wände von Höhlenbildungen erhärten konnte. Einem Zusammentreffen

solcher Röntgenogramme mit dem Sektionsbefund mußten besonders günstige
Zufälle zugrunde liegen. Es war uns bei den seltenen Todesfällen an Bronchiektasen im Kindesalter nicht möglich, die Frage auf dem Sektionstisch zu entscheiden; ich glaube aber für meine Auffassung, daß es sich bei den auffallenden
Röntgenbefunden tatsächlich meist schon um erhebliche Höhlenbildungen
handelt, den Nachweis durch die endobronchiale Füllung mit Jodöl und die
entsprechende Kontrastdarstellung im Röntgenbild (Abb. 34—36, 61, 63) er-
bracht zu haben.

10. Differentialdiagnose.

Einige Fragen der *Differentialdiagnostik* sind schon in dem Abschnitt über
die Ätiologie gestreift; auf anderes soll im nachstehenden noch kurz hingewiesen
werden.

Oft wird nach meinen Beobachtungen die Differentialdiagnose Bronchiektasie
gar nicht erst in Frage gezogen! Das in einer Reihe von ausgesprochenen Fällen
typische Röntgenbild (s. o.) wird mangels röntgenologischer Erfahrung als
Tuberkulose gedeutet; Husten, eitriges Sputum, Fieber, evtl. Kavernensym-
ptome werden in gleichem Sinne aufgefaßt.

Besonders oft kommt die *Verwechslung mit Tuberkulose* dann vor, wenn
der Allgemeinzustand stark reduziert ist. Solche Fälle werden als „offene
Tuberkulosen" häufig in die Heilstätte geschickt. Bei meinem Material war nur
in seltenen Ausnahmen vorher die Diagnose „Bronchiektasie" gestellt worden.

*Als charakteristisches Differentialdiagnostikum in der Klinik der Bronchi-
ektasien tritt ganz besonders immer wieder das auffallende Mißverhältnis zwischen
dem physikalischen Befund einerseits und dem Röntgenogramm andererseits hervor.
— Während wir bei tuberkulösen Veränderungen mit auffallend geringen physikalischen Symptomen nicht selten durch den erheblichen Röntgenbefund überrascht
werden, ist bei den Bronchiektasien der weniger Erfahrene immer wieder enttäuscht
über die relativ geringen Veränderungen im Röntgenbild, die in krassem Widerspruch
zu den erheblichen auscultatorischen und öfters auch perkutorischen Erscheinungen
stehen. Erst die intratracheale Jodölanwendung läßt im Kontrastbild auch röntgenologisch überraschend schwere Veränderungen erkennen, die der Erfahrene allerdings
auch ohne Kontrastdarstellung oft schon ziemlich sicher vermuten kann.*

Auch daran ist bei der Diagnose zu denken, daß die *Lungen*tuberkulose
in den mittleren Kinderjahren eine nicht allzu häufige Erkrankung ist. Bei
ausgesprochener Kavernenbildung mit Sputum löst etwaige differentialdiagnostische Schwierigkeiten fast immer bei diesen Fällen der Tuberkelbacillen
positive oder negative Sputumbefund. Durch die bekannten physikalischen
Symptome lassen sich unspezifische bronchiektatische und tuberkulöse Kavernen
nicht unterscheiden. Stauungskatarrhe bei Herzerkrankungen können kaum
Schwierigkeiten bieten; unter einer entsprechenden Herztherapie zeigen die
diffusen und lokalisierten Stauungskatarrhe fast immer so deutliche Veränderungen, daß im Rahmen des gesamten klinischen Bildes, auch wenn keine sog.
„Herzfehlerzellen" im Sputum nachweisbar sind, die Deutung des Lungen-
befundes nicht schwer ist. Liegen gleichzeitig Bronchiektasen vor, so bleiben,
auch nach Einleitung einer entsprechenden Herzbehandlung deren Erscheinungen je nachdem eng lokalisiert, in selteneren Fällen diffuser verteilt, übrig.
Mehr Schwierigkeiten können umschriebene katarrhalische Auscultationsbefunde

machen als Folge mechanischer Veränderungen im Thoraxinnern bei Kindern mit erheblichen Kyphoskoliosen nach Rachitis oder schwerer Spondylitis.

Stärker verwischt wird das Bild sowohl im physikalischen wie im röntgenologischen Befund bei entzündlichen Infiltrationen des Lungenparenchyms in der Umgebung der Bronchiektasien, Veränderungen, die nicht selten sind, in den verschiedensten Graden als Bronchopneumonien, Absceß, Gangrän auftreten können.

Besondere diagnostische Schwierigkeiten auch bei der stationären Beobachtung können dann entstehen, wenn chronische Pneumonien mit Bronchiektasienbildung und Tuberkulose sich vergesellschaften.

An Hand der Schilderung eines Falles von postgrippösen *Spitzen*bronchiektasen kommt BAUER zu dem Schluß, daß die *Differentialdiagnose* gegen Tuberkulose außerordentlich schwierig sein kann.

Auch die „Zeit" ist selbst bei längerer Beobachtung nicht immer für die Diagnose Bronchiektasen entscheidend; kennen wir doch auch bei Kindern lange Zeit konstant bleibende tuberkulöse Veränderungen, oder ausgeheilte Prozesse mit Narbengeräuschen, die sich *physikalisch* zunächst von Bronchiektasen nur schwer trennen lassen.

„Von chronischen Bronchopneumonien unterscheidet sich der epituberkulöse Prozeß dadurch, daß diese unregelmäßigen Schatten mit helleren Stellen zeigen und im Gegensatz zum restlosen Verschwinden der epituberkulösen Infiltration mit Schrumpfungserscheinungen und Bronchiektasien einhergehen" (WEINBERGER).

Auch lokale hartnäckige Bronchitiden können auf toxischer Basis von tuberkulösen Bronchialdrüsen herrühren. Die von KLARE beschriebene „Sonnenbronchitis", bei exsudativen Kindern als Folge der Heliotherapie beobachtet, ist leicht als solche zu erkennen. Aus der Kinderklinik Breslau (Prof. STOLTE) ist von SCHLESINGER auf der Sitzung der Südostdeutschen Tuberkulosegesellschaft (Breslau 31. 10. 1926) auf die Zweckmäßigkeit *direkter Punktion des Lungengewebes,* auch durch Exsudate zweifelhafter Natur hindurch, hingewiesen worden. In zwei Fällen konnte durch Verimpfung der so erhaltenen Gewebssubstanz im Tierversuch die Diagnose Tuberkulose sichergestellt werden. Wie weit diese Methode auch in der Differentialdiagnostik der Bronchiektasie uns weiter zu helfen berufen ist, müssen erst weitere Versuche klären. Die Fälle, wo diese Form der Untersuchung unter Umständen mit herangezogen werden müßte, werden meist nur Ausnahmen sein.

Bei vorhandener positiver Tuberkulinhautreaktion empfiehlt ENGEL zur Entscheidung, ob die Erscheinungen an der Lunge spezifischer oder unspezifischer Natur sind, die Prüfung der Tuberkulinempfindlichkeit. „Schnelle Anpassung des Organismus an steigende Tuberkulindosen spricht entschieden gegen Lungentuberkulose". Nach meinen eigenen Erfahrungen mit Tuberkulininjektionen möchte ich zu großer Vorsicht und Zurückhaltung raten. Bei der im Kindesalter bei visceraler Tuberkulose meist sehr stark ausgeprägten Überempfindlichkeit sind, selbst bei *sehr* kleinen subcutanen Tuberkulindosen, starke Reaktionen häufig!

Würde aber schon die sachgemäße Prüfung mit der Tuberkulin*haut*reaktion durch PIRQUETsche und Intracutanreaktion in der Praxis regulär durchgeführt, wäre die Zahl richtig diagnostizierter Bronchiektasien und ihrer Vorstadien

infolge des negativen Ausfalls eine wesentlich größere! Trotz manchmal *großer*
Schwierigkeiten könnte — wenn an die Diagnose überhaupt gedacht würde —
bei Berücksichtigung des *gesamten* Komplexes der Krankheitserscheinungen —
die richtige Diagnose viel häufiger gestellt werden, als dies heute noch geschieht.

Neuerdings schlagen ROMINGER und RUPPRECHT zur Differenzierung
aktiver tuberkulöser Veränderungen in der Lunge des Kindes die Prüfung mit
Tebeprotin vor wegen der Unschädlichkeit des Präparates im Verein mit Spezifi-
tät und Zuverlässigkeit. Es muß vorerst noch eingehenden weiteren klinischen
Untersuchungen vorbehalten bleiben, ob diese Methode für unsere Zwecke in
Betracht kommen wird.

Die WASSERMANNsche Tuberkulosereaktion ist noch viel zu unzuverlässig,
um uns als Wegweiser dienen zu können. In letzter Zeit konnten wir eine
Reihe von Bronchiektatikerseren der kürzlich von LEHMANN-FACIUS und
LOESCHCKE beschriebenen Seroreaktion zum Nachweis präzipitierender Antikörper bei aktiver Tuberkulose unterziehen bei Gelegenheit von Serien-
untersuchungen tuberkulöser Kinder. Die Untersuchungen wurden von einem
technisch auf die Reaktion eingeschulten Assistenten LOESCHCKEs (R. STEINERT)
bei uns vorgenommen.

Die Bronchiektasenfälle reagierten im Gegensatz zu aktiven Tuberkulosen
alle negativ, doch bedarf die Reaktion unseres Erachtens noch weiterer Über-
prüfung.

11. Verlauf und Komplikationen.

Wie aus der bisherigen Darstellung zur Genüge hervorgeht, ist der *Verlauf*
oder besser gesagt, der Ablauf des Krankheitsbildes in seinen verschiedenen
Stadien meist ein ausgesprochen chronischer, sich über lange Zeit von früher
Kindheit bis zum Erwachsenenalter hinziehend. — Auch „akute" Fälle kommen,
wie oben schon geschildert, vor. Von den *Komplikationen,* die am häufigsten
sind, ist die in einem erheblichen Teil (bei meinem Material in 15,8 $^0/_0$ der Fälle)
vorhandene sekundäre Beteiligung der *Pleura* an erster Stelle zu erwähnen.
Schon HEUBNER wies auf die erheblichen Verwachsungen zwischen Lungen- und
Rippenpleura hin. Nicht selten sah ich in solchen Fällen bei den Kindern deutliche Skoliosen entstehen als Folge des postpleuritischen Schrumpfungszuges.

Immer wieder neue bronchopneumonische Schübe komplizieren das Krankheitsbild und sind typisch für den Ablauf; in schweren Fällen kommt es dann
zu abscedierenden Pneumonien, Empyem, Pleuranekrosen, unter Umständen
auch interstitiellen, phlegmonösen und Mediastinalerkrankungen, die dann endgültig das Schicksal besiegeln. Ich selbst beobachtete unter zwei tödlichen
Fällen einmal die Bildung eines Lungenabscesses, einmal schwere einseitige
Lungengangrän (s. Abb. 77 und 78), leichtere und schwere septische Erscheinungen bei mehreren ausgesprochenen Bronchiektatikern. v. BERNUTH beobachtete bei einem 13jährigen Mädchen Fistelbildung an der vorderen Thoraxwand
nach Empyema necessitatis und gleichzeitige Lungenfistel, bei einer 11jährigen
Bildung eines Spontanpneumothorax. HEUBNER beschrieb bei einem 5 Monate
alten Mädchen, anschließend an eine seit dem Ende des 2. Lebensmonats entwickelte Bronchiektasie, „metastatische Abscesse der Thoraxwand und eine
schwere eitrige linksseitige Hüftgelenksentzündung" (Exitus im 6. Monat).

Krankengeschichte 160/24, 1103/25, 228/26. F. S.: 14jähriges Mädchen; 7. unter
11 Kindern. Mit 2 Jahren Keuchhusten, mit 5 Jahren Lungenentzündung, mit 6 Jahren

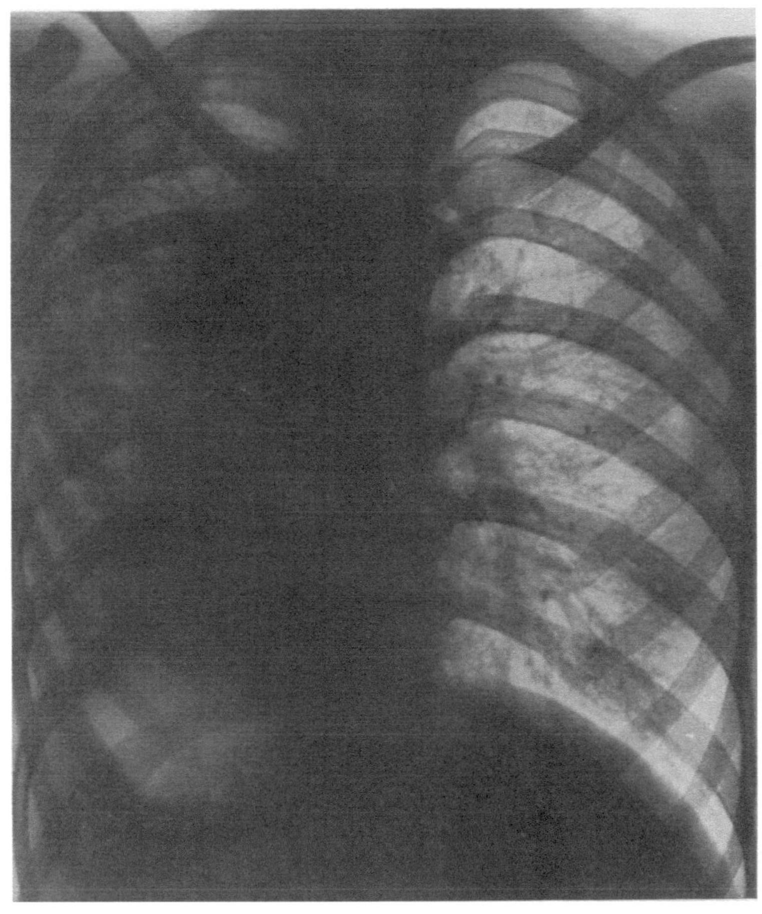

Abb. 77 (160/24). Durch Pleuraschwarte verdeckte Bronchiektasen.

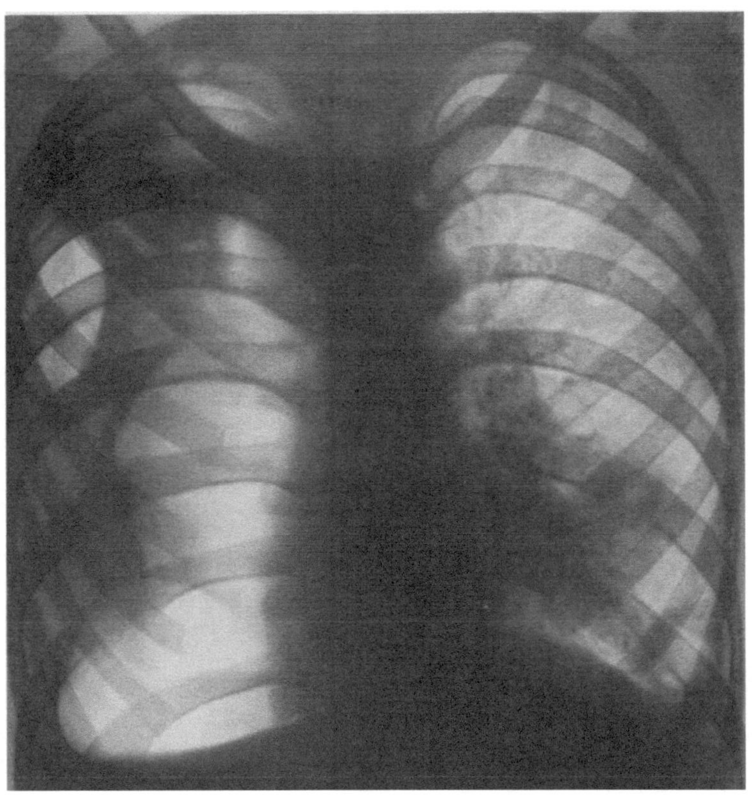

Abb. 78 (228/26). Späterer Übergang in Lungengangrän (partieller Pneumothorax).

Masern, mit 9 Jahren Grippe. Seit dem 9. Lebensjahr ständig Husten und Auswurf. Ungünstige soziale Verhältnisse, feuchte, dunkle Wohnung. 1924. Befund: Asthenikertyp, schlechter Ernährungszustand. Lunge: Schallverkürzung über linker Seite, Atmen leicht abgeschwächt, feuchtes, mittelblasiges Rasseln. Oral: Rasseln +. Röntgenbefund s. Abb. 77. 3. PIRQUETsche Reaktion erst +. Wa.-R. —. M.T.R. —. 24stündige Sputummenge bis 15 ccm; eitrig-schleimig, nie Tuberkelbacillen nachweisbar, Influenzabacillen —. Mischflora. 2 Tierversuche auf Tuberkelbacillen negativ. Temperaturen labil. Leukocyten um 8000. Diff. Blutbild o. B. Senkungsgeschwindigkeit (WESTERGREN) der Roten erhöht.

1925. (1¼ Jahr später): Zweite stationäre Beobachtung. Befund an der Lunge: Wie 1924. nur Rasseln jetzt ½ klingend. Maulvolle Expektoration, mit typischem stinkendem Dreischichtensputum (s. Abb. 12; das Bild stammt von diesem Falle!). 24stündige Auswurfmenge bis 350 ccm! Dauernde Kontrolle des Sputums auf Tuberkelbacillen stets negativ. Kulturell im Sputum Bacterium coli (!) und anaerobe Streptokokken. Wiederholte Tierversuche auf Tuberkelbacillen wieder negativ. Tuberkulinprobe erst bei 1 : 1000 Alttuberkulin intracutan +. Dauernd unregelmäßiges Fieber. Leukocyten meist (auch bei Fieber) zwischen 7—9000, einmal 15 000. Diff. Blutbild: Mäßige Linksverschiebung. Senkungsgeschwindigkeit der Roten (WESTERGREN) dauernd erhöht. Alle Therapieversuche, auch mit Autovaccine, ohne Wirkung. Als Letztes: Pneumothoraxversuch, der ganz wider Erwarten teilweise gelingt. Nach vorübergehender Besserung „Aspiration" nach der gesunden Seite; ehe sich diese auswirken konnte: Gangrän der linken Lunge und Exitus letalis (vgl. Abb. 78). Die Sektion war leider nicht möglich, da das Mädchen 8 Tage ante exitum von den Eltern nach Hause geholt wurde.

Die beim Erwachsenen relativ häufigen komplizierenden metastatischen Hirnabscesse (nach KISSLING in 12—15% der Fälle) sind meines Wissens beim Kinde als solche bisher nicht beschrieben.

Die meisten der von uns beobachteten Kinder zeigten einen ausgesprochenen absteigenden Katarrh der oberen Luftwege, oft dabei Rhinitis chronica, Pharyngitis granulosa oder sicca, Laryngitis chronica erheblichen Grades.

12. Amyloid.

Amyloide Degeneration, wie sie in den schweren Formen bei Erwachsenen beschrieben wird, kam bei uns nicht zur Beobachtung, obwohl sie in einer Reihe schwerer Fälle mit langwierigen Eiterungsprozessen wahrscheinlich gewesen wäre. Vielleicht handelt es sich hierbei um die gleiche auffällige Erscheinung wie bei fistelnden Knochen- und Gelenktuberkulosen der Kinder, wo uns immer wieder aufgefallen ist, wie selten selbst bei jahrelangen Fisteleiterungen, Erscheinungen der Amyloidosis von Milz, Leber oder Niere auftreten.

Die Frage der *Entstehung des Amyloids* ist in letzter Zeit sehr ausgiebig und von verschiedenen Gesichtspunkten aus bearbeitet worden. Zu erwähnen sind hier in erster Linie die von LOESCHCKE und seinem Assistenten LEHMANN-FACIUS angestellten serologischen Untersuchungen, welche auch bei einem Teil unserer Fälle ausprobiert wurden. Die ersten Mitteilungen über die Reaktion machten die genannten Autoren auf der Düsseldorfer Versammlung deutscher Naturforscher und Ärzte im September 1926, die ausführliche Arbeit von H. LOESCHCKE erscheint 1927 in Zieglers Beitr. z. pathol. Anat. u. Pathol. Nach der Auffassung der beiden Autoren wird aus chronisch eiternden Prozessen dauernd Leukocyteneiweiß (als Antigen) resorbiert, gegen welches der Organismus spezifische Antikörper abscheidet. Das Ergebnis dieser Antigen-Antikörperbindung ist ein schwer lösliches Präzipitat, das Amyloid. Dieses Präzipitat bildet sich zuerst an den Orten stärkster Antikörperproduktion, also im retikuloendothelialen System (Milz, Leber). LOESCHCKE gelang der Nachweis, mit einem aus Leukocyteneiweiß gewonnenen Extrakt bei zahlreichen autoptisch nachgewiesenen Amyloidfällen eine starke Präzipitation im serologischen Reagensglasversuch zu erzielen. Bedingung hierfür ist ein Antikörperüberschuß im Blut, da sonst ja keine Bindung des Leukocyteneiweißantigens stattfinden kann. Bei mehreren Fällen von chronisch fistelnden Knochen- und Gelenktuberkulosen ist uns dieser serologische Nachweis ebenfalls geglückt. Bei einigen in letzter Zeit untersuchten kindlichen Bronchiektasiefällen gelang der Nachweis noch nicht; vielleicht war bei diesen Fällen noch nicht genügend Leukocyteneiweiß resorbiert, um eine Sensibilisierung gegen dieses und damit eine Antikörperbildung entstehen zu lassen. Es wird sich aber wohl lohnen, überall dort, wo Bronchiektasien bzw. deren Vorläufer im Kindesalter zur genauen Beobachtung kommen, auch der Kontrolle mit der LOESCHCKEschen Amyloidreaktion die entsprechende Aufmerksamkeit zu widmen. Liegen doch bisher so gut wie gar keine ausführlicheren Beobachtungen über Amyloidose bei Bronchiektasie im Kindesalter· vor, im Gegensatz zum Erwachsenenalter. Vielleicht gibt uns dann die neue Reaktion in Zukunft einmal die Möglichkeit, auch ohne den Zufallstreffer der Sektion, die Frage ausgiebiger zu beantworten, ob und wieweit die schon in ihren Anfängen oft bis ins früheste Kindesalter zurückgehenden bronchiektatischen Veränderungen zur Entwicklung amyloider Degeneration beim Kinde führen.

13. Prophylaxe und Therapie.

Erinnern wir uns an die oben erwähnte ätiologische Bedeutung von Atelektasen beim Neugeborenen (HELLER), „so liegt die Bedeutung einer sachgemäßen Prophylaxe im Sinne einer Überwachung der Atmungstätigkeit der Neugeborenen auf der Hand" (LEDERER). Durch kräftige Thoraxgymnastik muß frühzeitig für ausgiebige Lüftung und Entfaltung der Lunge gesorgt werden (LEDERER). Auch vor den „banalen" Infekten sind die Säuglinge zu schützen! Erwachsene (Großmütter, Verwandte, Hebammen, Pflegerinnen), die an akuten Katarrhen pp. der Atmungswege leiden — nicht nur Tuberkulöse — sind von der Pflege Neugeborener und junger Kinder auszuschließen. So wies L. F. MEYER mit besonderer Betonung auf die Wichtigkeit der Verhütung häufiger grippaler Infekte, insonderheit der Respirationsorgane, schon im frühen Kindesalter hin, ferner auf die besonders zu Katarrhen neigenden Kinder mit exsudativer Diathese, deren Anfälligkeit „durch zweckmäßige Diätetik weitgehend gebessert werden kann". Die Rachitis ist frühzeitig und gründlich zu behandeln.

Mit Rücksicht auf die Rolle der Pertussis muß weitgehendste Prophylaxe gefordert werden, nicht nur draußen — Gefahr der Verschleppung in Kurorte und Seebäder —, sondern in besonderem Maße auch in Kinderkrippen und Kinderheimen; im Erkrankungsfalle gründliche und von vornherein durchgreifende Freiluftbehandlung.

Schon BENDIX sagt in seinem Lehrbuch der Kinderheilkunde (1899): „Man kann die Bronchiektasie häufig verhüten, wenn man Bronchitis, Pneumonie und Keuchhusten usw. von Anfang an sehr sorgfältig behandelt und namentlich für ausreichende Expektoration sorgt"; mit der Möglichkeit der Bronchiektasenbildung ist bei jeder ungewöhnlich lange dauernden Pneumonie zu rechnen (PILTZ). —

Das *Herz* wird in manchen Fällen durch Toxinwirkung, Stauung im kleinen Kreislauf, Verlagerung und Verziehung durch Pleuraveränderungen unter Umständen erheblich in Mitleidenschaft gezogen. Seine Leistungsfähigkeit ist daher jeweils genau festzustellen, desgleichen im engen Zusammenhang damit die Bilanz der Flüssigkeitszu- und -ausfuhr unter den entsprechenden Kautelen der Berücksichtigung der Sputummenge, von stärkeren Schweißen usw.

Als schwere Komplikation gesellt sich nicht selten eine sekundäre Tuberkulose zu den Bronchiektasen hinzu; die Prognose wird dadurch ganz besonders schlecht. Es ist also darauf ganz besonders zu achten (s. a. o.). Aus unserer Aufstellung sind diese Fälle fortgelassen.

Die möglichst frühzeitige Behandlung von Bronchiektasen, noch besser deren Verhütung, ist auch schon deswegen indiziert, weil nach DIETRICH im späteren Alter im Anschluß an Bronchiektasen nicht ganz selten Lungencarcinome auftreten sollen (Umwandlung des Cylinder- in Platten-Epithels!)

Mit der Erörterung der *Therapie* ist die Frage der *Prophylaxe* aufs engste verknüpft, stellt sie doch die „beste Form der Therapie" dar! *Wollen wir in der Bronchiektasenfrage etwas erreichen, die Häufigkeit dieses schweren Krankheitsbildes im Laufe der Jahre im Erwachsenen —, aber auch schon im Kindesalter herabmindern, so müssen wir jedem Katarrh der Luftwege, jeder komplizierenden Bronchitis und Pneumonie, insbesondere im Verlauf der akuten Infektionskrankheiten, unsere ganz besondere Sorgfalt widmen.* Hier kann Mühe und sorgfältigste Beobachtung und Behandlung reiche Früchte tragen. Wie gerade die häufigen Vorläufer der Bronchiektasen, die chronischen Pneumonien des Kindesalters energischer, zielbewußter Behandlung mit Erfolg zugänglich sind, davon konnte ich mich wiederholt selbst überzeugen. Die Zukunft müßte allerdings noch die Frage klären, wieweit „besonders ungünstige Infektions- bzw. Immunitätsverhältnisse eine ausschlaggebende Rolle" (BRÜNECKE) spielen. Gleiches gilt für konstitutionelle Faktoren.

Die Bronchopneumonien im Gefolge der akuten Infektionskrankheiten, insbesondere Masern, Keuchhusten, Grippe, sind nicht immer nur an der Lungenbasis lokalisiert, sondern finden sich nicht selten ganz diffus ausgebreitet. Warum entwickeln sich nun die Bronchiektasen — von Ausnahmen abgesehen — in der Mehrzahl der Fälle caudal in den unteren Lungenabschnitten? Hier der Sputumstagnation eine maßgebliche Rolle beizumessen, erscheint nicht zu weit hergeholt: Erinnern wir uns an die Untersuchungen BARTENSTEINs über die Erzeugung hypostatischer Pneumonien durch Lagerung bei Säuglingen, so liegt die Folgerung nicht fern, *schon während akuter Lungenerkrankungen der Entwicklung zur Bronchiektasie durch geeignete Lagerung* (s. w. u. bei QUINCKEscher Lagerung) *und Haltung vorbeugend entgegenzuwirken:* —

Zur Bekämpfung der Infektionskrankheiten bemerkt ENGEL: Bisher wurde der größte Nachdruck auf die Bekämpfung des Scharlachs und der Diphtherie gelegt. „Es ist aber zu beachten, daß jetzt die Mortalität an Masern und Keuchhusten gerade wegen ihrer Komplikationen mit Lungenentzündungen erheblich größer ist als die an Scharlach und Diphtherie".

Die Auswirkung bei den nicht letal verlaufenden Fällen auf spätere Bronchiektasenbildung liegt auf der Hand! Bei den Masern sind wir durch die DEGKWITZsche *Prophylaxe mit Rekonvaleszentenserum* in der glücklichen Lage, komplikationslose Abortivmasern (Morbilli mitigati) zu erzielen, — wenn nur das

M. R. S. leichter zu erhalten wäre! Jedenfalls sollte man auf alle Fälle auch beim Mangel an M. R. S. wenigstens den *Versuch* machen, durch Injektion größerer Mengen Elternblut (30—50 ccm) den Verlauf abzuschwächen und die Bronchopneumonie zu verhüten.

Wesentlich ist die rechtzeitige Entfernung von Adenoiden, erheblichen Anomalien in der Nase, die die Atmung behindern, sowie sorgfältige Behandlung von Nebenhöhlenerkrankungen. Von der *Atemgymnastik* haben wir gerne Gebrauch gemacht unter besonderer Berücksichtigung des exspiratorischen Summens (HOFBAUER) bis zur maximalen Austreibung der Luft aus den

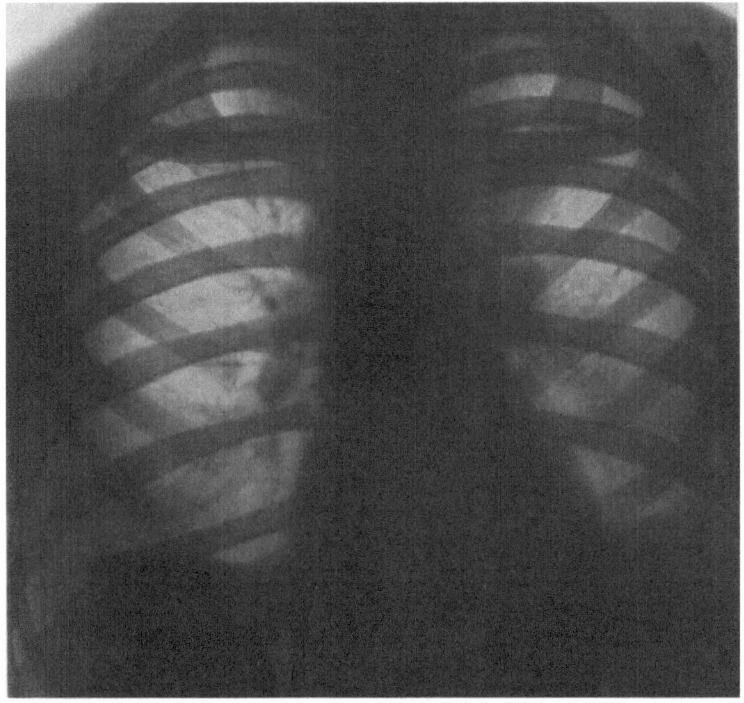

Abb. 79. Doppelseitige Pleuraschwarten.
Vor sechswöchiger Atemgymnastik.

Lungen. Die Veränderungen waren deutlich und konnten durch regelmäßige Feststellung der Vitalkapazität registriert werden, die vorher herabgesetzte Vitalkapazität nahm wahrnehmbar zu, das gleiche gilt für die Änderung der Atembreite. Gerade ein ausreichendes Exspirium ist beim Kinde schwer zu erzielen, bei kleineren half uns dabei ein einfaches Spiel: „Seifenblasen".

Die Atemgymnastik muß konsequent durchgeführt werden!

Günstigen Einfluß, besonders bei den Begleitbronchitiden, sahen wir von der systematischen Anwendung der KUHNschen Saugmaske. Inwieweit das gleiche für die Anwendung des BRETSCHNEIDERschen „Wechselatmers" gilt, können wir noch nicht entscheiden, da unsere Versuche noch nicht abgeschlossen sind. Bei reichlicher Sekretion empfiehlt GERHARDT bei fieberfreien Fällen die Kombination von Atemübungen mit manueller Expression des Thorax. Reste chronischer Pneumonien, aber auch Pleuraveränderungen, ließen sich mit Atemgymnastik recht gut bis zur Restitutio ad integrum beeinflussen, solange kein Schrumpfungsvorgang in der Lunge spielte und die bei Kindern im allgemeinen gute Neigung zur Rückkehr der Elastizität des Lungengewebes vorhanden war (s. Abb. 79 und 80).

Immer wieder ist zu betonen, daß zur Prophylaxe der Bronchiektasen in allererster Linie die restlose Ausheilung von akut entzündlichen Erkrankungen in Lungen, Bronchien und Pleura gehört! Der Reizhusten ist zu bekämpfen; es darf nichts unversucht bleiben, dem Thorax durch physikalische Maßnahmen,

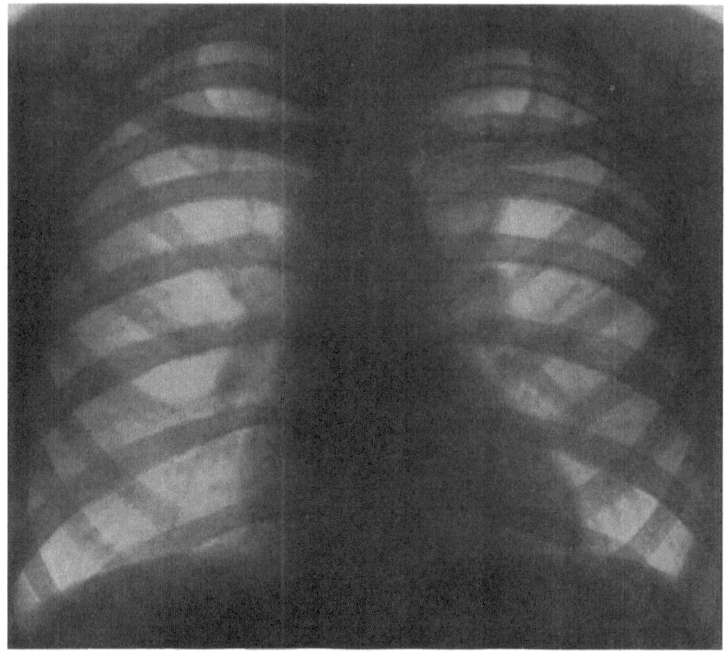

Abb. 80. Doppelseitige Pleuraschwarten.
Nach sechswöchiger Atemgymnastik.

Atemübungen u. a. m. seine volle Exkursionsbreite wiederzugeben. SCHOTT empfiehlt auch die Anwendung von Thiosinamin, worüber uns eigene Erfahrungen fehlen.

Das Hauptaugenmerk muß auf die Beseitigung und Ausheilung der Grundkrankheit gerichtet sein, wenn auch nicht immer der durch die entstandenen Narben auf die Bronchien und Bronchiolen ausgeübte Zug zum Verschwinden zu bringen ist.

Weit im Vordergrund der Behandlung der Vorstadien und der ausgebildeten Formen steht die *ausgedehnte Freiluftbehandlung* und mit ihr die *Abhärtung im Luftbad mit dosierter Gymnastik.* Hydrotherapie ist mit Vorsicht zu betreiben, bekommt als Abhärtungsmaßnahme den Kindern vielfach nicht, leistet in Form der Wickel aber zur Förderung der Expektoration, ferner bei Begleiterscheinungen Gutes.

Von unserem Mittelgebirgsklima sah ich in den meisten Fällen eine befriedigende Einwirkung: Die Ansichten der Autoren gehen aber über die *Auswirkung der einzelnen Klimate* an sich sehr auseinander. Die klimatischen Faktoren können — das sei betont — nur in den Anfangsstadien einen im günstigen Sinne entscheidenden Einfluß, in späteren nur einen unterstützenden haben. Zur Erleichterung der Expektoration benutzten wir mit Vorliebe das *Jod* in irgendeiner Form, von anderer Seite werden Kreosotpräparate empfohlen (z. B. Kresival).

Von größter Bedeutung ist die gründliche Expektoration, das Vermeiden von Sekretstauungen. Hierfür hat uns QUINCKE durch seine *„Hängelage"* ein einfaches und ausgezeichnetes Mittel an die Hand gegeben, das noch viel zu wenig Anwendung findet. Sie ist keineswegs ein Allheilmittel, aber wir sind

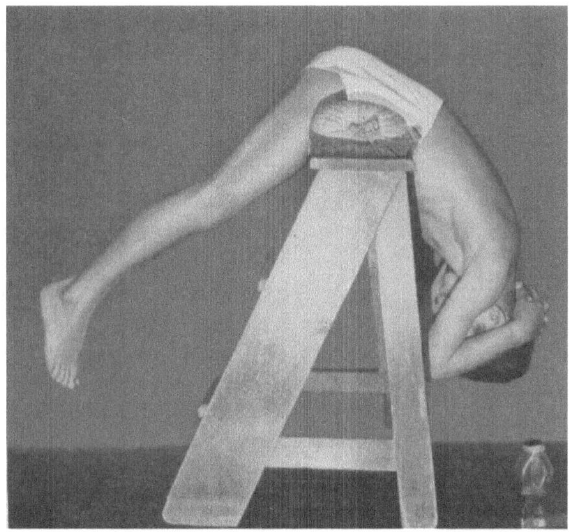

Abb. 81. Modifizierte QUINCKE'sche Hängelage.

damit in der Lage, auf einfache und billige Weise eine gründliche Entleerung der Bronchien herbeizuführen und den Kranken wesentliche Erleichterung zu verschaffen. Wir haben sie seit 6 Jahren konsequent durchgeführt und sind bei der Durchführung bei den Kindern auf keinerlei Schwierigkeiten gestoßen. Auf die richtige Ausführung der „Hängelage" kommt aber alles an. Darunter ist nun keineswegs das einfache Höherstellen der Fußenden des Bettes zu verstehen, was BRAUER so treffend als „symbolische Handlung" bezeichnet. Die Lagerung ist selbstverständlich abhängig von dem *Sitz* der Bronchiektasen; überwiegend in den Unterlappen lokalisiert, ist die geeignete Lage somit aber meist durch hängenden Kopf und Hochlagerung des Beckens charakterisiert; bei einseitigen Bronchiektasen kommt eine entsprechende Änderung der Lage ergänzend hinzu. Wir sind beim Sitz im Untergeschoß mit der von uns geübten Art (s. Abb. 81) sehr gut zum Ziel gekommen.

Bei *starker* Sekretion darf die Lagerung nicht übertrieben und nur nach Zeit und „Gefälle" langsam gesteigert werden, um Aspirationen ins gesunde

Lungengewebe zu verhüten. Die Gewöhnung an die Lage muß auch bei Kindern allmählich erfolgen; wir beginnen mit 1×3 Minuten und steigern bis 2—3mal am Tage 10—15—20 Minuten. In vereinzelten *sehr* schweren Fällen war die abgebildete Art der Lagerung nicht möglich; wir mußten uns mit entsprechender Lagerung im Bett begnügen. — Auf die Bedeutung der Durchführung der QUINKEschen Hängelage wiesen u. a. BRAUER, SCHLESINGER, WEINBERGER, FIELD in letzter Zeit wieder hin. WEINBERGER beschreibt einen Fall, wo allein durch die Schräglagerung die von dem Kinde aspirierte Kornähre, die zur Bronchiektasenbildung geführt hatte, ausgehustet wurde und erhebliche Besserung eintrat.

R. STEINERT gibt neuerdings auf Grund pathologisch-anatomischer Untersuchungen an phthisisch-kavernösen Lungen Anregungen zur „Drainierung durch das Bronchialsystem" von intrapulmonalen Hohlräumen mittels entsprechender Körperlagerung (s. Beitr. z. Klin. d. Tuberkul. Bd. 64, H. 5/6). Das Bild (Abb. 82) des Präparats, das der Schemazeichnung 2 in erwähnter Arbeit zugrunde liegt, wurde mir freundlicherweise vom Verfasser zur Verfügung gestellt. Es zeigt auf der Basis einer cirrhotischen Tuberkulose des Oberlappens und gleichzeitigem Emphysem mit chronischer Bronchitis entstandene glattwandige Bronchiektasen; da bei aufrechter Körperhaltung ihre räumliche Orientierung einen ständigen Abfluß des Sekrets sicherte, wurden sie bei der Sektion völlig *„trocken"* gefunden!

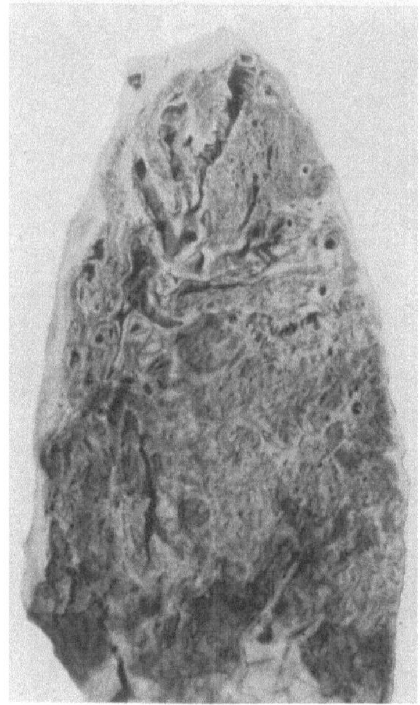

Abb. 82. „Trockene" Bronchiektasen im Oberlappen.

ALBERT vermerkte kürzlich differentialdiagnostisch, daß manchmal bei Vorliegen eines Fremdkörpers die „Quinkelage" keine Vermehrung des an und für sich reichlichen Sputums bedinge gegenüber Bronchiektasen. Erst die Entfernung des Fremdkörpers führe zu massenhafter Entleerung des Eiters aus den jetzt freien erweiterten Bronchien.

Daß wenigstens der Versuch der Entfernung bei solchen Bronchiektasen, die durch einen aspirierten Fremdkörper verursacht sind, zunächst *die* Methode der Wahl ist, braucht eigentlich kaum mehr gesagt zu werden, wenn diese Ursache nicht des öfteren verkannt würde.

Wegen der Gefahr der Stagnation sei man mit Narkoticis zurückhaltend bei Kindern mit *reichlicher* Sekretion, in diesen Fällen auch dann, wenn stärkerer Hustenreiz besteht! Die geeignete Lagerung und Abfluß des Sekrets schaffen Linderung, im anderen Falle sind neue bronchopneumonische Schübe mit weiteren Komplikationen wahrscheinlich.

Allgemeine Bade- bzw. Trinkkuren und Inhalationen beeinflussen fast nur die Begleitkatarrhe und die Expektoration. Günstigeres, wenn auch nur in ganz frischen Fällen Durchgreifendes, sahen wir bei *Terpentininhalationen* (2 mal täglich; Urinkontrolle auf Albuminurie!) oder innerlicher Darreichung von *Myrtol* 0,25—0,5 zwei- bis dreimal täglich in Kapseln, sowie bei intramuskulären Injektionen von Supersan, Olobintin, Transpulmin.

Die sekretionshemmende Wirkung, der *„Terpentinpfeife"* ist bekannt. Diese Inhalation, wie Myrtolgaben oder Injektionen schließen wir gern an die „Entleerung" durch die Quinkelage bald an. TSCHERNOW empfiehlt zur Inhalation den Zusatz von 15 Tropfen.

Rp. Ol. terebinth. 10,0
Ol. menth. gtt. XV
Ol. juniperi 3,0
oder
Ol. terebinth. 10,0
Ol. bergamott. X.
Ol. eucalypt. 5,0

Das von LENZMANN empfohlene *Eucalyptosan* (Eucalyptol + Caseosan, in Stärken I und II, Hersteller Chem. Fabr. v. Heyden), Anwendung als intravenöse Injektion, versuchten wir in 7 Fällen ohne nennenswerten Erfolg, nahmen von weiteren Versuchen Abstand vor allem wegen der Zwischenfälle, die wir trotz aller Kautelen erlebten: in 1 Fall schwere Nierenreizung, bei 2 Fällen während bzw. 5 Minuten nach der Injektion schwere Kollapserscheinungen mit Cyanose und Schwindelanfällen.

Besseres sahen wir von der intraglutäalen Injektion von Supersan, Olobintin und Transpulmin; ihre Einwirkung hängt natürlich sehr von dem Stadium der Bronchiektasen, Ätiologie, derzeitigen Komplikationen u. a. m. mehr ab. Berücksichtigt man dies und stellt dementsprechend seine Erwartungen ein, so kann man in einer Reihe von Fällen mit diesen Mitteln zufrieden sein.

Auffallend ist der schnelle Übergang in die Blutbahn nach der intramuskulären Injektion; sofort nach der Injektion — die Kanüle ist noch nicht wieder herausgezogen: — riecht die Atemluft des Patienten schon stark nach den Bestandteilen der eingespritzten Ölmischung. Bei annähernd tausend Injektionen haben wir unter Beachtung einer einfachen Vorsicht: nach Einstechen tief in die Glutäalmuskulatur im oberen äußeren Quadranten Ansaugen und erst injizieren, wenn kein Blut aspiriert wird! — nur einmal einen ungeklärten, vorübergehenden Kollaps erlebt. Wichtig ist bei diesen Injektionen, wie beim Gebrauch der Terpentinpfeife, regelmäßige Urinkontrolle auf Albuminurie. Beim Auftreten von Eiweiß im Urin ist die Behandlung auszusetzen.

Wir sahen Günstiges besonders bei Begleitkatarrhen, foetiden Bronchitiden, bronchopneumonischen Schüben und chronischen Pneumonien. In manchen solchen Fällen haben wir die Ölinjektion kombiniert mit wechselnden intravenösen Neosalvarsan- oder Trypaflavininjektionen, Dosis nach Alter des Kindes und Art des Befundes verschieden. Neosalvarsan bei Schulkindern 0,15 bis zu 10 Injektionen mit 5tägigen Abständen, Trypaflavin 0,03—0,1 in 10 ccm Wasser (vgl. Kurven Abb. 83 und 84).

Supersan (BERLINER): enthält in 50,0 Ol. Dericini 5,0 Menthol, 10,0 Eucalyptol. albissim. unter Zusatz von Antifebrin und Antipyrin.

Dosierung: je nach Alter $^{1}/_{5}$—1 ccm täglich oder jeden 3. Tag 1—3 ccm oder jeden 5. Tag 3—5 ccm intraglutäal. Bei *richtiger* Injektion wenig oder gar nicht

schmerzhaft; Infiltrate selten, am schnellsten zu beseitigen durch Einreiben mit
Jothion 1,0 in Ol. oliv. 9,0.

Über 10 Injektionen in einer Reihe im allgemeinen nicht hinausgehen.

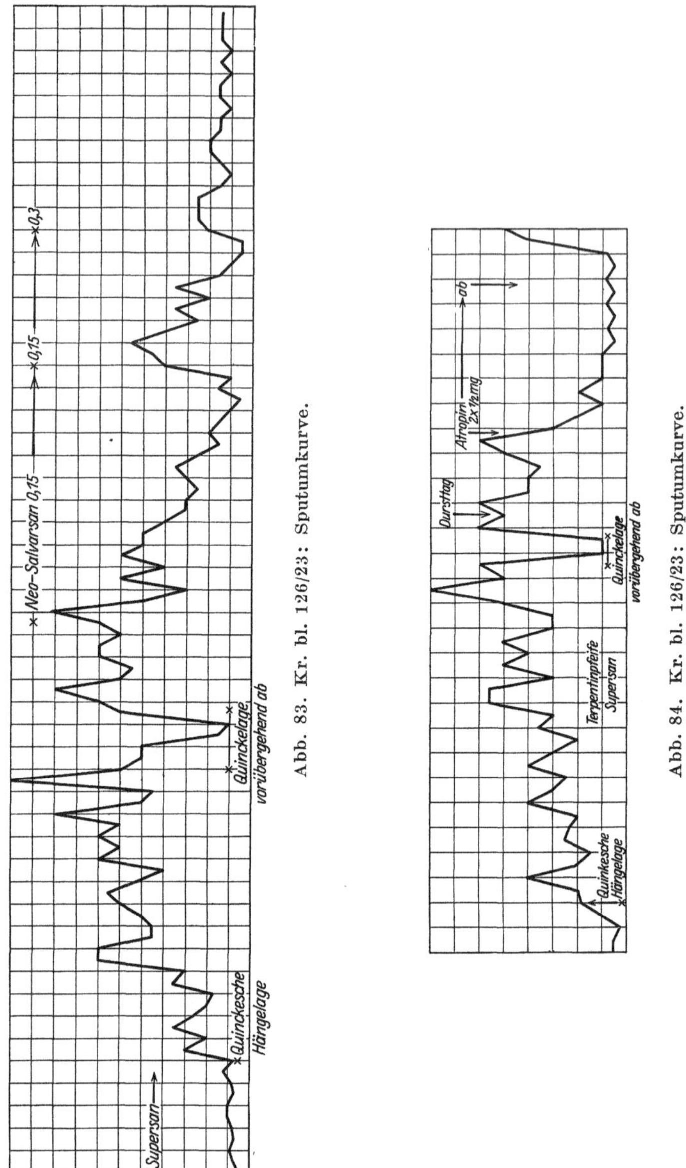

Abb. 83. Kr. bl. 126/23: Sputumkurve.

Abb. 84. Kr. bl. 126/23: Sputumkurve.

Olobintin (RIEDEL): = „10⁰/₀ige ölige Lösung einer Mischung verschiedener,
sorgfältigst rektifizierter Terpentinöle".

Dosierung ¹/₂—1 ccm. Steigerung auf 3—5 ccm. Injektion intramuskulär
mit 2—4tägigen Intervallen, schmerzlos. 9—12 Injektionen, nach Pause

gegebenenfalls neue Serie. Beseitigung des foetiden Geruchs des Sputums, sekretionsbeschränkender Einfluß auf die Bronchialschleimhaut.

Transpulmin (Chem. pharmac. A.-G. Bad Homburg): 1 ccm enthält steril in ätherischen Ölen 0,03 g Chinin. bas. anhydr. und 0,025 g Campher.

Dosierung: Kinder von 4—8 Monaten 0,2—0,3 ccm, bis 2 Jahre 0,5 ccm, unter Umständen 1 ccm, ältere bis 1,5—2 ccm täglich. Chininspeicherung in den Lungen; besonders günstig anscheinend bei Pneumokokkeninfektionen. Je nach Befund 2—15 Injektionen, dann einige Tage Pause, dann nur noch 2—3mal wöchentlich. Injektion intraglutäal, zum Aufsaugen der Lösung und zur Injektion zwei verschiedene Kanülen benutzen, schmerzlos. Dem Supersan oft überlegen (CAHN-BRONNER). Besonders bei Pneumonien für die Prophylaxe wertvoll.

Ein Allheilmittel bei entwickelten Bronchiektasen haben wir in diesen Präparaten *nicht* gesehen, aber auch nicht erwartet. Als Adjuvantien möchten wir sie aber nicht missen. Einen besonderen Wert besitzen nach meinen Beobachtungen die genannten Ölinjektionen für die Prophylaxe der Bronchiektasen durch die günstige Beeinflussung protrahierter Bronchitiden und Pneumonien im Gefolge von akuten Infektionskrankheiten (s. a. ERCKELENTZ, ROSENFELD, STRAUSS, LESCHKE, VOLHARD, CAHN-BRONNER, LÖRCHER, BALLMANN, RADICKE, AKER und WALDMANN u. a.). Von OMNADIN, das letzthin von E. MÖLLER wieder zur Bronchiektasenbehandlung vorgeschlagen wurde, Yatren und Yatren-Casein, ferner Afenil haben wir nichts Nennenswertes gesehen, ebenso nicht vom Terpestrol. —

Zur Beseitigung unerträglichen foetiden Fötors spritzte RAUDNITZ in eine große bronchiektatische Höhle mit Erfolg durch eine dünne Nadel eine Aufschwemmung von Tierkohle in Glycerinwasser. Zur Einschränkung der Sekretion verwandten wir Glühlichtbäder, deren Effekt aber schnell vorüberging. Auf Atropin sahen wir ein rapides Sinken der Sputumkurve, aber ohne jeden nachhaltigen Erfolg nach Aussetzen der Medikation. Unterstützend wirkte dagegen die Durstkur, die aber bei Kindern schwer durchzuführen ist. Sie wird besonders von SINGER (mit Hilfe von Neucesol), HOCHHAUS, KISSLING u. a. empfohlen. RIETSCHEL verlangt beim Kinde konsequente Flüssigkeitsentziehung (bei einem 6jährigen z. B. bis höchstens 500 g Flüssigkeit tagsüber). Die Flüssigkeitsmenge schraubten wir noch bis auf 200—300 ccm an den sog. „Dursttagen" herunter, gegen den Durst gaben wir Citronen- oder Apfelsinenscheiben; Durchführung bis zu mehreren Wochen nötig. SINGER sieht den Erfolg der Durstkur „in einer durch den Eingriff in die Flüssigkeitsbilanz des Organismus hervorgerufenen Änderung in der osmotischen Energie" (KISSLING), HOCHHAUS in erster Linie die Einwirkung in einer Beeinflussung des Herzens und einer Verbesserung der Zirkulation in den Lungen. Die Überwachung des Herzens und zeitweilige medikamentöse Herztherapie ist bei kindlichen Bronchiektatikern des öfteren nötig und nützlich; bessere Zirkulationsverhältnisse erzielten wir in manchen weniger vorgeschrittenen Fällen auch durch die Anwendung der KUHNschen Saugmaske.

Wie weit einmal die Verhütung postoperativer Bronchitiden pp. durch die Ätherinjektionen nach BIER im Kindesalter prophylaktische Bedeutung für unsere Frage gewinnt, kann heute noch nicht gesagt werden. Von einzelnen Autoren ist Günstiges mit einer *Autovaccine*behandlung berichtet; besonders

MATEOS weist, fußend auf der Lehre BESREDKAS von der lokalen Immunität der einzelnen Organe, auf seine günstigen Erfolge bei endotrachealer Applikation von Autovaccine bei schwerer chronischer Bronchitis hin.

Wir haben in einigen Fällen mit Autovaccine wohl erhebliche Fieberreaktionen, aber sonst keinerlei Erfolge gesehen. Ein glattes Fiasko waren Versuche mit dem PETRUSCHKYSCHEN Linimentum anticatarrhale. Bei den bei Bronchiektasen häufigen Blutungen kommt im wesentlichen die gleiche Therapie in Betracht wie bei der selteneren Hämoptoe tuberkulöser Kinder: Abbinden der Extremitäten, Chlornatrium per os oder 5 ccm $10^0/_0$iger Chlornatriumcalciumlösung intravenös, unter Umständen Röntgenbestrahlung der Milz. Eisbeutel und Narkotica sind nicht zu empfehlen; wenn psychischer Einfluß nicht genügt, ein einfaches Beruhigungsmittel. In manchen Fällen wirkt Digitalis günstig durch Beseitigung von Stauungserscheinungen.

Neuerdings ist bei der diagnostischen intratrachealen Jodipinanwendung von günstigen therapeutischen Einflüssen berichtet worden (HEUSER, BRAUER, SGALITZER, GUYOT). Schon vor diesen Veröffentlichungen sah ich Ähnliches bei einigen meiner kranken Kinder in auffälliger Weise, allerdings nur vorübergehend. (Starke Jodwirkung ?!) Gerade diese Beobachtungen scheinen mir, noch mehr fast wie die diagnostische Darstellung der Bronchialveränderungen, weitere Versuche auch mit anderen Pharmacis auf diesem Wege gerade bei den Vorstadien des Kindesalters zu rechtfertigen. Von STAEHELIN und französischen Autoren ist auch neuerdings ein im Prinzip ähnliches Verfahren, die Instillation von $10-20$ ccm $5^0/_0$igen Gomenolöls in die Trachea, empfohlen worden.

Der Wert der internen Therapie liegt in erster Linie in der Prophylaxe! Ist es erst zu dem Zustande gekommen, den wir eigentlich nur als Endstadium mit dem Begriffe der „Bronchiektasen" kennzeichnen dürfen, ist die interne Behandlung ziemlich machtlos, sie kann dann nur noch eine lindernde und symptomatische Wirkung haben. Es lag daher nahe, für diese Fälle nach energischen, chirurgischen Behandlungsmethoden zu suchen, deren Entwicklung für den Erwachsenen, vornehmlich durch die Arbeit BRAUERS und SAUERBRUCHS schon weiter fortentwickelt ist.

Nach ASCHOFF kann nur chirurgische Therapie Heilung bringen; was durch die interne Behandlung erreicht wird, ist nur ein palliativer Erfolg. Etwas einschränkend darf hierzu wohl doch bemerkt werden, daß es immer auf das Stadium der Erkrankung ankommt. Der pathologische Anatom sieht aber meist die besonders schweren terminalen Zustände.

Nach BRAUER ist das wichtigste Ziel der Bronchiektasentherapie die Beseitigung des chronisch entzündlichen Zustandes der Luftwege durch Behebung der Stagnation des Sputums. Prinzipielle Unterschiede bestehen zwischen den Veränderungen — Neigung zur Bindegewebsbildung — in der kollabierten tuberkulösen und denen in der bronchiektatisch veränderten Lunge, die diese Tendenz nicht zeigt; hier bleibt das krankhaft veränderte starre Gewebe unbeeinflußt.

In erster Linie werden aber nach BRAUER zwei Dinge, die bisher in der Pathologie der Bronchiektasien kaum berücksichtigt wurden, erheblich durch den Kollaps beeinflußt: die „Caverniculae", in denen vornehmlich eine Stagnation des Sekrets stattfindet, und die „peribronchitische Lymphangitis", deren

Ausbreitung die Lungenbewegung fördert. Die einfachste Form der Lungenkollapstherapie, der *Pneumothorax* ist daher vielfach versucht worden. Seine Anwendung ist schon durch die bei Bronchiektasen öftere Pleurakomplikation beschränkt, im Kindesalter aber noch am häufigsten, wegen der hier noch geringen Beteiligung der Pleura (s. o.), möglich. Hier hält BRAUER den Versuch für berechtigt. Die Ansichten über die Wirksamkeit sind geteilt. Von vornherein aussichtslos ist das Verfahren bei vorgeschrittenen Fällen mit starker Induration des Lungengewebes, mangelhaftem Kollaps, starren weiten Bronchien, zentraler Lokalisation der Bronchiektasen, kontraindiziert bei Erkrankung der anderen Seite. So äußern sich ablehnend u. a. SIMON (ohne eigene praktische Erfahrungen); BRÜNECKE u. a. haben nur Effekt gesehen, solange Kollaps unterhalten wurde, was ich an einigen eigenen Fällen bestätigen kann. Bei Adhäsionen ist jede Forcierung des Drucks unbedingt zu vermeiden, da es bei Einreißen der Pleura beim „gewaltsamen Lösen" der Adhäsionen zu üblen Infektionen des Pleuraraumes kommt. BRAUER hat mit Recht bezüglich des Pneumothoraxverfahrens bei Tuberkulose erst kürzlich auf dem Tuberkulosekongreß in Düsseldorf mit Nachdruck gesagt: „Wir wollen keine Kompressions-, sondern *Kollaps*therapie treiben"! Das gilt für den eventuellen Versuch bei Bronchiektatikern genau so.

Nach DEIST erfordert die Pneumothoraxbehandlung wesentlich längere Zeiten als bei Tuberkulose, was sich mit meinen eigenen Beobachtungen deckt; DUKEN ist wegen der Starrwandigkeit der Bronchiektasen skeptisch, empfiehlt aber Versuch, ebenso lehnt GOLDSCHEIDER nicht von vornherein ab. MARTINI hat in einem besonders schweren doppelseitigen Fall recht befriedigenden Einfluß von Pneumothorax bilateralis beschrieben. Sehr für den Pneumothoraxversuch spricht sich TILLMANN aus. In ganz *frischen Fällen* multipler Bronchiektasen nach kleinsten postgrippösen bronchopneumonischen Abscessen konnte ich durch *frühzeitige* Pneumothoraxanlage bei allen drei Kindern völlige, . jetzt über 6 Jahre anhaltende Heilung erzielen. Andere, ungünstiger liegende Fälle ließen während des Pneumothorax eine günstige Beeinflussung erkennen und sind zum Teil noch nicht abgeschlossen. In allen Fällen war aber die Pleura noch frei! Fünf andere, abgeschlossene, *nur* während der Dauer des Kollaps beeinflußte Fälle wurden oben schon erwähnt. —

RIST teilt folgende Beobachtung mit: 15jähriger Junge; 1920 nach Pneumonie schwerste Bronchiektasienbildung im rechten Unterlappen mit massenhafter foetider Expektoration und häufigen lebensbedrohenden Blutungen. Nov. 1921: Nach Pneumothoraxanlage Besserung, doch kollabiert gerade der kranke rechte Unterlappen nicht. März 1922: Pneumolyseversuch ohne Erfolg. Bis Winter 1923 zunehmende Verschlechterung. Februar 1924: Resektion des rechten Nervus phrenicus; nach vorübergehender enormer Zunahme des Auswurfs vollständige Heilung! Auch die Trommelschlegelfinger höchsten Grades mit Osteophyten an den Phalangen haben sich völlig zurückgebildet. Die *Phrenicusexhairese* hat ja neuerdings auch bei Bronchiektatikern häufiger Anwendung gefunden. Aus ähnlichen Gesichtspunkten wie beim Pneumothorax wird sie im Kindesalter vielleicht noch mehr erreichen können als später, wo ihr BRAUER einen „nicht sehr großen Nutzeffekt" zuspricht. Er empfiehlt hierüber aber, besonders unter Kontrolle mit der Kontrastfüllung, noch weiteres Material zu sammeln; sie kommt jedenfalls für leichtere Krankheitszustände

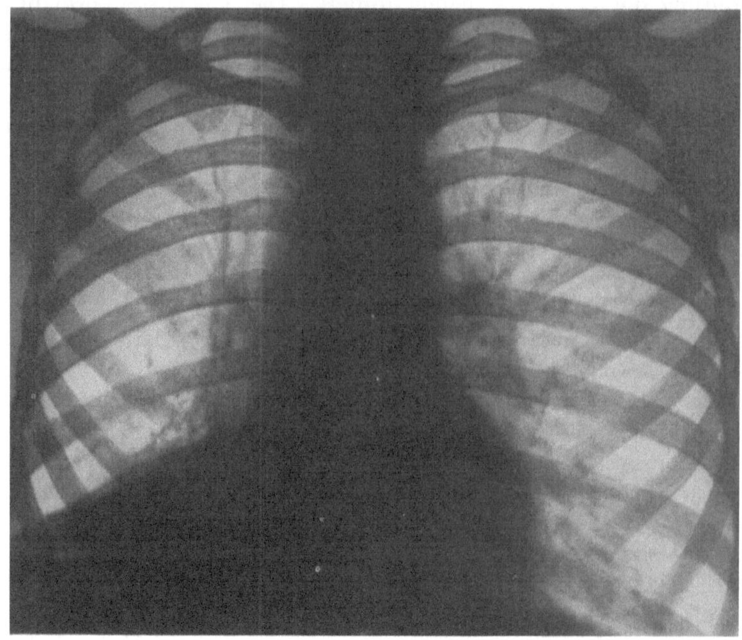

Abb. 85 (50/25). *Vor* der Phrenicus-Exhairese.

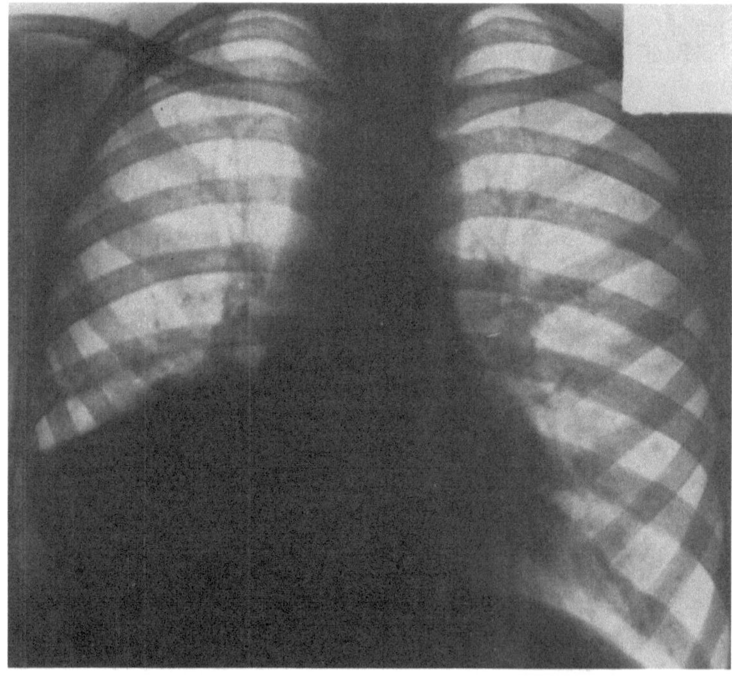

Abb. 86 50/25). *Nach* der Phrenicus-Exhairese.

in Betracht, zumal bei Neigung zu Hämoptysen. Ich habe bei vier *Kindern,* auch solchen mit basalen Pleuraveränderungen (s. Abb. 85 und 86), recht Befriedigendes gesehen, die Expektoration wurde wesentlich leichter, um nachher ganz aufzuhören. BRAUER erwähnt nach einem ihm zugekommenen Bericht den letalen Ausgang einer doppelseitigen Phrenicotomie; es dürfte nach dieser Richtung größte Zurückhaltung geboten sein, ebenso wie die Vornahme der Phrenicusexhairese selbstverständlich nur bei *ein*seitiger „Bronchiektasie" in Frage kommt. — Auch POINDECKER empfiehlt auf Grund günstiger Erfahrungen warm die einseitige künstliche Zwerchfellähmung, ferner H. JESSEN (Beitr. z. Klin. d. Tuberkul. Bd. 64, H. 5/6, S. 622); ZAAIJER läßt Versuch gelten, ist aber bezüglich Dauerheilung skeptisch. (Tag. d. dtsch. Ges. f. Chirurgie, Berlin, April 1927.)

Nach DAVIES können Bronchiektasen im Unterlappen zur „Ausheilung" gebracht werden (?). Er sah günstigen Einfluß auf den Hustenreiz, Erleichterung der Expektoration, Vermeidung der Sekretstagnation. Der radikaleren chirurgischen Therapie der Bronchiektasen stehen die Kinderärzte mit „sehr gemischten Gefühlen" gegenüber. Im Kindesalter sind so schwere Krankheitsbilder wie beim Erwachsenen glücklicherweise im Gegensatz zu der Häufigkeit der leichteren Fälle und des Vorstadiums doch seltener.

Die Schwere des Eingriffs, die Fistelbildung und die bisher noch relativ hohe Mortalität lassen eine gewisse Zurückhaltung berechtigt erscheinen. Weiter die geradezu überraschende Neigung des elastischen kindlichen Thorax, Schrumpfungstendenzen nachzugeben und auf natürlichem Wege zu einer erheblichen Thoraxeinengung ohne artifizielle Plastik zu kommen. Dies und „Wachstumsfragen" haben ja auch bei der Tuberkulose des Kindes der Thorakoplastik noch wenig Eingang verschafft. Neuerdings hat anscheinend DUKEN die Indikation zur Thorakoplastik bei bronchiektatischen Kindern gestellt; nennenswerte Erfahrungen liegen bis jetzt jedenfalls darüber noch nicht vor. — Ob nach obigem die Plastik bei Kindern zum Ziele führt oder ob andere Methoden, wie das „Eröffnungsverfahren", für die genaueste Lokalisation bronchiektatischer Höhlen die conditio sine qua non ist, die Methode der Zukunft wird, muß vorerst noch offen gelassen werden. Die von SAUERBRUCH angegebene Unterbindung der betreffenden Arteria pulmonalis mit späterer Exstirpation des Lungenlappens, wie die von BRAUER ausgearbeitete Technik der Pneumotomie mit eventueller Querresektion des erkrankten Unterlappens sind Eingriffe von einer Schwere, zu denen man sich im Kindesalter nur im äußersten Fall entschließen wird. Die Lösung der Frage *schwerer* chirurgischer Eingriffe in der Bronchiektasenbehandlung des Kindes gehört vorerst noch der Zukunft an, wenn auch hier schon Ziele winken. — Über die anzuwendenden Methoden muß aber erst einmal für die schweren Fälle des Erwachsenenalters Einigkeit geschaffen werden, eine Übereinstimmung, die vorerst noch nicht restlos vorhanden ist (ZAAIJER).

ZAAIJER veröffentlichte kürzlich (Dtsch. Zeitschr. f. Chirurg., Bd. 200) einen Fall von ihm mit Erfolg durch „intrathorakale Tamponkompression des erkrankten Lappens" behandelter schwerer Bronchiektasien bei einem 16jährigen Mädchen.

14. Prognose.

Die *Prognose* ist im Kindesalter nicht so schlecht, wie man nach dem Bilde in späteren Jahren erwarten sollte. Die Vorstadien können noch nach Monaten und Jahren ausheilen, zumal bei den an Pneumonien sich anschließenden Erkrankungen, sofern nur energische Therapieversuche frühzeitig und konsequent durchgeführt werden. Auch bei den Fällen mit rezidivierenden Pneumonien oder fieberhaften Exazerbationen sind noch Heilungen möglich (ENGEL). YLPPÖ spricht von dem „großen Restitutionsvermögen des Lungenparenchyms im Säuglingsalter". — Eine Reihe von Kindern erliegen diesen häufigen Pneumonien (DUKEN). In allen günstig ausgehenden Fällen haben wir es aber noch mit anatomisch geringeren Veränderungen zu tun; liegt bereits eine Peribronchitis infiltrativa oder Bronchitis ulcerosa vor, so ist der Widerstand der Erkrankung ein hartnäckiger. Schon LEICHTENSTERN spricht bei der deletären Influenzapneumonie von der Möglichkeit der Restitutio ad integrum noch nach Monaten. Kommt es aber erst einmal zu dem Stadium der „Dauerschädigung" (BOSSERT), ist die Prognose quoad sanationem ungünstig. Darin stimmen alle Autoren überein, die Rundfrage KLAREs über seine entlassenen Fälle spricht gleichsinnig und schon HEUBNER wies darauf hin, daß einmal geschrumpfte Lungenpartien es für immer bleiben und Bronchiektasien in entwickelter Form nicht rückbildungsfähig sind, auch wenn in einzelnen Partien ausgedehntere Obliterationen vorkommen.

Einzelheiten der Prognostik gehen aus der Darstellung eindeutig hervor.

Wollen wir die Prognose der Bronchiektasie verbessern, so bleibt die „Methode der Wahl" die in zahlreichen Fällen höchstwahrscheinlich mögliche *Prophylaxe* im *Kindesalter*.

Literatur.

ADLER, H., KAZNELSON: Darstellung des Bronchialbaums. Fortschr. a. d. Geb. d. Röntgenstr. 1926. H. 3. — ALBERT, A.: Über akute Bronchiektasie beim Erwachsenen nebst einigen Erfahrungen über CORRIGANsche Cirrhose mit Bronchiektasie. Tuberkulose 1926. Nr. 21. — ALKER, A. und E. WALDMANN: Die Behandlung entzündlicher Lungenerkrankungen mit dem Chinin-Campher-Ölpräparat „Transpulmin". Dtsch. med. Wochenschr. 1925. Nr. 33. — ALWENS, W.: Die Röntgenuntersuchung in der inneren Medizin. Frankfurt a. M. 1925. Radiol. Prakt. Bd. 4. — ARMAND-DELILLE und DARBOIS: Röntgendiagnostik der kindlichen Bronchiektasen. Journ. de radiol. et d'électrol. 1924. Nr. 10. — ARMAND-DELILLE und GELSTON: Diagnose der Bronchiektasien beim Kind mit Hilfe von Jodölinjektion. Americ. journ. of dis. of childr. Vol. 28, Nr. 5. 1924. — ASCHOFF, L.: Zur Physiologie des Lungengewebes. Zeitschr. f. d. ges. exp. Med. Bd. 50, H. 1/2. 1926. — ASSMANN, H.: Klin. Röntgendiagnostik der inneren Krankheiten. Leipzig 1924. — BARD, L.: Pathogenese, Entwicklung und Behandlung idiopathischer Bronchialerweiterungen. Journ. de méd. de Lyon. 1924. Nr. 108. — BARLOW, D. L.: Ausgedehnte Bronchiektasien bei einem Kleinkind. Ref.: Zentralbl. f. Kinderheilk. Bd. 15, S. 38. — BARTENSTEIN: Beiträge zur Lungenpathologie der Säuglinge. Leipzig und Wien 1907. — BAUER, A.: Zur Diagnostik von Spitzenbronchiektasien. Beitr. z. Klin. d. Tuberkul. Bd. 57. — BECK, O. und M. SGALITZER: Zur Bronchographie mittels Larynxkatheters. Zeitschr. f. Hals- Nasen- u. Ohrenheilk. Bd. 14, H. 1/2. 1926. — BECKER, I.: Die röntgenologische Darstellbarkeit der Brusteingeweide beim Neugeborenen. Zeitschr. f. Kinderheilk. Bd. 39, H. 2/3. — BEITZKE, H.: Respirationsorgane in L. ASCHOFF: Pathol. Anatomie. Bd. 2. Jena 1909. — BERGSTRAND: Bronchiektasie mit säurefesten Bacillen. Hygiea Vol. 80, H. 1. — BIERMER: Krankheiten der Bronchien und des Lungenparenchyms. Virchows Handbuch der speziellen Pathol. und Therapie. Bd. 5. Erlangen 1854. — BIRNBAUM, R.: Klinik der Mißbildungen und kongenitalen Erkrankungen des Fetus. Berlin 1909. — BLECHER: Behandlung von Bronchialerkrankungen mit Schräglage. Klin. Wochenschr. 1923. Nr. 6. — BORM, A.: Vergleichend pathologisch-anatomische Studien über die Bedeutung der Lymphgefäße in den Lungen für die Verbreitung von Infektionserregern und Entzündungsvorgängen. Beitr. z. Klinik d. Tuberkul. Bd. 63, H. 6. — BOSSERT, O.: Anatomische Untersuchungen chronischer Lungenerkrankungen infolge Influenza. Monatsschr. f. Kinderheilk., Orig. Bd. 19, Nr. 5. — BOSSERT, O. und B. LEICHTENTRITT: Influenzabacillen und chronische Lungenerkrankungen im Kindesalter. Dtsch. med. Wochenschr. 1921. Nr. 6. — DIESELBEN: Chronische Lungenerkrankungen bei Kindern infolge Influenza. Dtsch. med. Wochenschr. 1919. Nr. 7. — BRAUER, L.: Die Kollapstherapie der Bronchiektasen. Fortschr. d. Therapie. 1926. H. 1. — DERSELBE: Pathologie und Therapie der Bronchiektasen. Verhandl. d. 37. Kongreß d. dtsch. Ges. f. inn. Med. — BRAUER, L. und TH. FAHR: Sektionsmethoden zur topographischen Darstellung von Lungenveränderungen. Beitr. z. Klinik d. Tuberkul. Bd. 63, H. 6. — BRÜNING: Lehrbuch der Untersuchung am Krankenbett des Kindes. Stuttgart 1921. — BRÜNECKE, K.: Zur Pathogenese der Bronchiektasen. Beitr. z. Klin. d. Tuberkul. Bd. 62, H. 5. — BUCHLER, L.: Bronchiektasie. Mitt. d. Ges. f. inn. Med. u. Kinderheilk. Wien 1925. Nr. 1. — CAHN - BRONNER: Aussprache zu BRAUER: Bronchiektasen. Verhandl. d. dtsch. Ges. f. inn. Med. Wiesbaden 1925. — CARROL, W. E., GIBSON und BASSAI: Postpneumonische, chronische Lungenerkrankungen beim Kinde. Ein mit Tuberkulose oft verwechselter Befund. Americ. review of tubercul. 1925. Nr. 1. — P. CAIRMONT: Die geschlossene intrapulmonale Bronchuscyste. Dtsch. Zeitschr. f. Chirurg. Bd. 200, H. 1/6 (hier auch weitere Literatur). — COHN, M.: Die nicht tuberkulösen Lungenerkrankungen im Röntgenbilde. Würzburger Abhandl. a. d. Gesamtgeb. d. prakt. Med. Bd. 21. 1924. — v. CRIEGERN: Über akute Bronchiektasie. Leipzig 1903. — DAHLET: Technik der Bronchialfüllung mit Kontrastmitteln. Münch. med. Wochenschr. 1926. Nr. 27, S. 1136 (s. a. DUKEN in Vereinig. Sächs.-thüring. Kinderärzte. Leipzig 29. 11. 1925. Münch. med. Wochenschr. 1926. Nr. 8). — DAVIES: Phrenicusentfernung als Hilfsmittel in der Behandlung der Lungentuberkulose und der Bronchiektasen. Brit. med. journ. 23. Jan. 1926. Nr. 3395. — Devic und Bertier: Hémoptysie mortelle dans un cas de Bronchiektasie. Lyon méd. 1904. (Zusammenstellung d. franz. Lit.) — Drachter: Bedeutung der Intercostalmuskelatrophie bei Raumausgleich im Thorax. Münch. med. Wochenschr. 1919. S. 485. — Dürck: Ätiologie und Histologie der Pneumonie im Kindesalter. Dtsch. Arch. f. klin. Med. Bd. 58. — Duken, I.: Ambulante Diagnostik der Kindertuberkulose. München: I. F. Lehmann. 1926. — Derselbe: Beiträge zur klinischen und röntgenologischen Diagnostik der Bronchopneumonie im Kindesalter. Münch. med. Wochenschr. 1920. Nr. 3. — Derselbe: Die Besonderheiten der röntgenologischen Thoraxdiagnostik im Kindesalter. Jena 1924. — Derselbe: Zur Diagnostik und Klinik der Bronchiektasen im Kindesalter. Med. Ges. Jena 2. 6. 1926. Nr. 27. — Derselbe: Zur Pathogenese der Bronchiektasie im Kindesalter. Zentralbl. f. inn. Med. 1926. Nr. 48. — Engel, H.: Erkrankungen der Respirationsorgane in Pfaundler-Schlossmann: Handbuch d. Kinderheilk. 3. Aufl. Bd. 3. Leipzig 1924. — Derselbe: Kinderpneumonie. Klin. Wochenschr. 1925. Nr. 15. — Favre: Die Pachybronchitis. Lyon méd. Bd. 136, Nr. 50. — Feer, E.: Diagnostik der Kinderkrankheiten. Berlin 1924. — Field, C. G.: Chronische, nichttuberkulöse Lungeninfektion. Americ. journ. of the med. sciences. Vol. 159, Nr. 3. — Fleischner, F.: Zur Röntgendiagnose der Lungenkrankheiten. Jahreskurse f. ärztl. Fortbild. 1925. Nr. 8. — Foote, I.: Der infantile Thorax des rachitischen Kindes als Prädispositionsfaktor für Bronchialinfektionen. Internat. clin. Vol. 2, Ser. 32. — Fränkel, A.: Spezielle Pathologie und Therapie der Lungenkrankheiten. 1904. — Franke, F.: Über chronische Influenza. Beihefte zur med. Klinik 1909. H. 10. (Hier auch ausführliches Literaturverzeichnis zu der Frage.) — Gregor: Untersuchungen über die Atembewegungen des Kindes. Arch. f. Kinderheilk. Bd. 35. — Groedel, M.: Röntgendiagnostik in der inneren Medizin. München 1921. — Hart: Anatomische Untersuchungen über die bei Masern vorkommenden Lungenerkrankungen. Dtsch. Arch. f. klin. Med. Bd. 79. — Hecht: Riesenzellenpneumonie. Beitr. z. pathol. Anat. u. z. allg. Pathol. Bd. 48. — Herbst, O.: Katarrhalische Lungenverdichtung mit eigentümlicher Verlaufsweise bei Kindern. Arch. f. Kinderheilk. Bd. 68. — Heubner, O.: Lehrbuch d. Kinderheilk. Bd. 2. Leipzig 1911. — Hochhaus, H.: Die Behandlung der chronischen Bronchitis und Bronchiektasen mit der Durstkur. Med. Klinik 1913. Nr. 49. — v. Hoesslin, H.: Das Sputum. Berlin 1921. — Horch: Tuberkulose und Masern. Wien. klin. Rundschau 1897. — Hübschmann: Influenzaerkrankungen der Lunge und ihre Beziehungen zur Bronchiolitis obliterans. Beitr. z. pathol. Anat. u. z. allg. Pathol. Bd. 48. — Hueter, C.: Über angeborene Bronchiektasien und angeborene Wabenlunge. Beitr. z. pathol. Anat. u. z. allg. Pathol. Bd. 59. 1914. — Ickert: Die „Ausschnittsphoto“. Beitr. z. Klin. d. Tuberkul. Bd. 63, H. 2. — Jehle, L.: Bronchialerkrankungen im Kindesalter. Jahreskurse f. ärztl. Fortbild. 1921. Febr. — Jessner, S.: Hautveränderungen bei Erkrankungen der Atmungsorgane. Leipzig 1925. — de Jong, S. I.: Die Syphilis der Lunge und Bronchien. Der heutige Stand unserer pathologisch-anatomischen Kenntnisse. Ann. d'anat. pathol. et d'anat. norm. méd. chirurg. Tome 3, Nr. 3. 1926. — Kaufmann, E.: Spezielle pathologische Anatomie. Berlin 1901. — Kienböck, R.: Diagnostische Skizzen von Röntgenbildern des Brustkorbs. Leipzig 1923. — Kissling: Bronchiektasen. Klin. Wochenschr. Jg. 4, Nr. 17. — Derselbe: Über Lungenbrand. Münch. med. Wochenschr. 1924. Nr. 42. — Kleinschmidt, H.: Tuberkulose der Kinder. Leipzig 1923. — Knipping, H. W. und W. Ponndorf: Füllung der Lungen mit Jodöl. Beitr. z. Klin. d. Tuberkul. Bd. 63, H. 3. — v. Kovatz, F.: Röntgendiagnose der Bronchiektasie mittels „Lipjodol Lafay“. Dtsch. med. Wochenschr. 1925. Nr. 16. — Klare, K. und P. Reusse: Bronchiektasen im Kindesalter. Beitr. z. Klin. d. Tuberkul. Bd. 63, H. 3. — Kraus, F. und Th. Brugsch: Spez. Pathol. u. Therap. inn. Krankheiten. Bd. 3. Lungenkrankheiten. Berlin 1924. — Landau, W.: Intratracheale Verwendung von Jodipin in der Röntgendiagnostik der Atmungsorgane. Klin. Wochenschr. Jg. 4, Nr. 39. — Lange: Über eine eigentümliche Erkrankung der kleinen Bronchien und Bronchiolen. Dtsch. Arch. f. klin. Med. Bd. 70. — Langstein, L.: Die Grippe im Kindesalter. Jahresk. f. ärztl. Fortbild. 1915. Juni. — Derselbe: Krankheiten der Respirationsorgane, H. 4, in Schwalbe: Diagnostik und Therap. Irrtümer, Kinderheilk. Leipzig 1924. — Langstein, L. und A. Ylppö: Ausgewählte Kapitel aus der Physologie und Pathologie der Respirationsorgane im Kindesalter. Jahreskurse f. ärztl. Fortbild. 1917. Juni. — Lederer, R.: Chronische, nicht tuberkulöse Lungenprozesse im Säuglings- und frühesten Kindesalter. Jahrb. f. Kinderheilk. 1913. — Derselbe: Chronische, nichttuberkulöse

Atmungserkrankungen im Kindesalter. Internat. Fortbildungskurse d. Wien. med. Fakult. H. 29. — LEHMANN-FACIUS, H. und H. LOESCHCKE: Eine Seroreaktion zum Nachweis präzipitierender Antikörper bei aktiver Tuberkulose. Münch. med. Wochenschr. 1916. Nr. 38. — LEICHTENSTERN, O.: Influenza. Wien und Leipzig 1912. — LENK, R. und F. HASLINGER: Röntgenuntersuchungen an normalen und kranken Bronchien und Füllung mit Lipjodol. Klin. Wochenschr. Jg. 4, Nr. 32. — LESCHKE, E.: Behandlung von Bronchitiden mit Olobintin. RIEDEL: Arch. 1926. — LETULLE, L. und I. DALSACE: Formen der okkulten Lungensyphilis. Presse méd. 1926. Nr. 1. — LEVINTHAL, W., M. H. KUCZYNSKI und E. WOLFF: Epidemiologie, Ätiologie, Pathomorphologie und Pathogenese der Grippe. München und Wiesbaden 1921 (ausführl. Literaturverz.) — LIEBERMANN, E. und H. R. SCHINZ: Röntgenbild der Influenzapneumonie. Münch. med. Wochenschr. 1919. Nr. 23. — LÖBRICH und v. ROKITANSKY: Zur Chemie der bronchiektat. Sputa. Zentralbl. f. klin. Med. 1890. Nr. 1. — LÖRCHER, W.: Behandlung der entzündlichen Erkrankungen der Atemwege mit Transpulmin. Münch. med. Wochenschr. 1925. Nr. 40. — LOESCHCKE, H.: Bronchiektasen der präterminalen Bronchialsysteme. Zugleich ein Beitrag zur BRAUERschen Lehre von den Caverniculae. Beitr. z. Klin. d. Tuberkul. Bd. 64, H. 3/4. — DERSELBE: Emphysema bronchiolectaticum und präterminale Bronchiektasien als Systemerkrankung isolierter Abschnitte des Bronchialbaums. Verhandl. d. Dtsch. Pathol. Ges. 21. Tagung. 12.—14.4.1926. — MARKUSON, W. D.: Chronische Lungenprozesse nicht tuberkulösen Ursprungs bei Kindern. „Tuberkulose" 1926. Nr. 6. — MATTHES, M.: Differentialdiagnose innerer Krankheiten. Berlin 1921. — MAY, W. und TH. PETRI: Beiträge zur Frage der Pneumokoniose. Beitr. z. Klin. d. Tuberkul. 1924. — MEYER, L. F.: Empfänglichkeit und Resistenz junger Kinder gegenüber grippalen Erkrankungen. Klin. Wochenschr. 1922. Nr. 15. — MIKULOWSKI, W.: Kongenitale Syphilis mit Beteiligung innerer Organe. Arch. de méd. des enfants. Tome 29, Nr. 1. — MÜLLER, E.: Herstellung und Einbettung von Thorax-Situsschnitten für anatomische und klinische Vergleichsuntersuchungen. Beitr. z. Klinik d. Tuberkulose. Bd. 63, H. 6. — MUNK, F.: Grundriß der Röntgendiagnostik innerer Krankheiten. Leipzig 1922. — NAHTER und SGALITZER: Zur Technik der Bronchographie („Verschluckmethode"). Zentralbl. f. Chirurg. Bd. 13. 1925. — NASSAU, E.: Die Klinik der Säuglingspneumonie. Berlin 1926. — NAUWERK: Zur Kenntnis der Broncholithiasis. Med. Ges. Chemnitz 15. 3. 1916. — NOBÉCOURT: Clinique médicale des enfants. Affections de l'appareil respiratoire. Paris 1924. — NUZZI, O.: Zur Kenntnis der Anomalien der kindlichen Lunge, besonders bei hereditärsyphilitischen Kindern. Ref.: Zentralbl. f. Kinderheilk. Bd. 12, S. 82. — OBERNDORFER: Säuglings- und Kindertuberkulose. Münch. med. Wochenschr. 1926. Nr. 31. — PAPPENHEIM: Befund von Smegmabacillen im Auswurf. Berlin. klin. Wochenschr. 1898. Nr. 37. — PETSCHACHER, L.: Grippe und Tuberkulose. Beitr. z. Klin. d. Tuberkul. Bd. 54. — PIERSON, I. W.: Diagnose der Beschaffenheit der kindlichen Lunge. Americ. journ. of roentgenol. Vol. 9, Nr. 1. — PILTZ: Beiträge zur Kenntnis der Bronchiektasie im Kindesalter. Monatsschr. f. Kinderheilk. Bd. 22, H. 4. — v. PIRQUET, G.: in FEER, Lehrb. d. Kinderheilk. Jena 1912. — POSPISCHILL, D.: Klinik und Epidemiologie der Pertussis. Berlin 1921. — POSSELT: Chronische Bronchialerkrankungen mit Ausschluß der Tuberkulose. Bronchiektasie. Med. Klinik 1913. Nr. 49. — RABINOWITSCH, L.: Befund von säurefesten tuberkelbacillenähnlichen bei Lungengangrän. Dtsch. med. Wochenschr. 1900. Nr. 16. — RACH, E.: Radiol.-klinische Semiotik der kindlichen Lungenerkrankungen. Zeitschr. f. Kinderheilk. Bd. 15, H. 1/2. — DERSELBE: Zur Semiotik der Atembewegungen des Kindes: Exspirator. Dyspnoe mit Zwerchfellstillstand. Zeitschr. f. Kinderheilk. Bd. 38, H. 3. — RENNEBAUM, H.: Die Senkungsgeschwindigkeit der Erythrocyten bei der Tuberkulose des Kindes. Beitr. z. Klin. d. Tuberkul. Bd. 57. — REYHER, P.: Die Tuberkulose des Kindes in BRUGSCH: Egebn. d. ges. Med. Bd. 3. Berlin 1922. — RIBBERT, H.: Respirationsorgane in BRÜNING-SCHWALBE: Allg. Pathol. u. pathol. Anatomie d. Kindesalters. Bd. 2, Abt. 1. Wiebsaden 1913. — RISEL, H.: Über Grippe im Kindesalter. Ergebn. d. inn. Med. u. Kinderheilk. Bd. 8. — RIST, E.: Ein Fall von zwerchfellnaher Bronchiektasie, geheilt durch Phrenikotomie. Bull. et mém. de la soc. méd. des hôp. de Paris. 1924. Nr. 36. — ROMINGER, E. und P. RUPPRECHT: Zur Aktivitätsdiagnose der Tuberkulose im Kindesalter. Zeitschr. f. Kinderheilk. Bd. 41, H. 5/6. — ROSSIUS, E.: Beitrag zur parenteralen Chinintherapie der entzündlichen Lungenerkrankungen. Fortschr. d. Therapie. 1926. H. 13. — SALVIOLI, W. E.: Die chronischen, nichttuberkulösen Erkrankungen von Bronchien und Lungen in der Kindheit. Clin. pediatr. 1925. H. 8. — SAUERBRUCH, F.: Chirurgische Behandlung der Bronchiektasien in KRAUS-

BRUGSCH: Spez. Pathol. u. Therap. inn. Krankh. Bd. 3. Berlin 1924. — DERSELBE: Chirurgie der Brustorgane. — SAUPE, E.: Das Thoraxröntgenbild im frühesten Kindesalter. München 1925. — SCHÄFER: Behandlung von Bronchialerkrankungen mit Schräglage. Klin. Wochenschr. 1923. Nr. 6. — SCHLESINGER, H.: Krankheiten der Lunge, des Brust- und Mittelfells. In SCHWALBE: Diagnostische u. therapeutische Irrtümer. Leipzig 1923. H. 8. — SCHOTT, E.: Über Bronchiektasenbehandlung. Dtsch. med. Wochenschr. 1926. Nr. 30. — SCHRÖDER, G.: Über Lungensyphilis. Münch. med. Wochenschr. 1919. Nr. 49 (s. auch DERSELBE: Tuberkulose 1926. Nr. 5). — DERSELBE: Anderweitige Erkrankungen der Bronchien und Lunge in BRAUER, SCHRÖDER, BLUMENFELD: Handbuch d. Tuberkulose. Bd. 4, 1. Teil. Leipzig 1915. — SCHULTE-TIGGES, H.: Die praktische Bedeutung spezifisch-serodiagnostischer Verfahren für die Tuberkulose. Zentralbl. f. d. ges. Tuberkuloseforsch. Bd. 25, H. 7/8. — SIMON, G.: Zur Bewertung des Röntgenbildes für die Diagnose der kindlichen Tuberkulose. Zeitschr. f. Tuberkulose Bd. 10, H. 1. — DERSELBE: 16. Jahresber. d. berg. Heilstätten f. Lungenkranke. — SIMON, G. und F. REDECKER: Praktisches Lehrbuch d. Kindertuberkulose. Leipzig 1926. — STAEHELIN, R.: Die Influenzapneumonie. Jahresk. f. ärztl. Fortbild. 1919. Februar. — STEINERT, R.: Über die Lokalisation phthisischer Kavernen, ihre Drainierung durch das Bronchialsystem und die Möglichkeit einer Besserung des Abflusses durch Körperlagerung. Beitr. z. Klinik d. Tuberkul. Bd. 64, H. 5/6. — STEINMEYER und KATHE: Kasuistische Beiträge zur Frage der Bronchiektasen. Beitr. z. Klin. d. Tuberkul. Bd. 64, H. 2. — STEPP: Eiterungen der Nebenhöhlen der Nase, als Ursache von Erkrankungen der tieferen Luftwege. Dtsch. med. Wochenschr. 1921. Nr. 44. — SNODGRASS: Ein ungewöhnlicher Fall von Lungensyphilis. Glasgow med. journ. Vol. 102. Nr. 3. — STICKER, G.: Erkältungskrankheiten und Kälteschäden. Berlin 1916. — TALLERMANN: Fibrose in den unteren Lungenabschnitten bei Kindern. Arch. of pediatice. Vol. 13. 1925. — TILLMANN, I.: Pneumothoraxbehandlung der chronischen Bronchiektasien. Acta med. scandinav. Vol. 59. 1923. — TOEPLITZ, F.: Pathologie und Therapie der Pertussis. Beihefte z. med. Klin. 1910. H. 3. (Ausführl. Literaturverz.) — TREUPEL und STOFFEL: Grippöse Lungenspitzenaffektionen. Münch. med. Wochenschr. 1921. Nr. 25. — TSCHERNOW, W.: Über akute und chronische Bronchiektasie bei Kindern. Jahrb. f. Kinderheilk. Bd. 69. 1909. — V. D. VELDEN, A.: Pneumoniebehandlung. Jahresk. f. ärztl. Fortbild. 1921. Februar. — VOGT: Chronische Bronchiolektasie. Jahrb. f. Kinderheilk. Bd. 74. — WALDMANN, E.: Olobintin bei chronisch-entzündlichen Erkrankungen. Klin. Wochenschr. 1925. Nr. 39. — WEINBERGER, R.: Über einen Fall von Bronchiektasen, Behandlung mit Schräglage. Wien. klin. Wochenschr. 1924. Nr. 41. — WEIL, A.: Das Röntgenbild des Zwerchfells als Spiegel pathologischer Prozesse in Brust- und Bauchhöhle. Ergebn. d. inn. Med. u. Kinderheilk. Bd. 28. — WEISE, L.: Über eine Flockungsreaktion des Blutplasmas und ihr Verhältnis zur Senkungsgeschwindigkeit der Erythrocyten. Beitr. z. Klin. d. Tuberkulose. Bd. 57. — WIESE, O.: Zum zeitlichen und örtlichen Auftreten der Grippeepidemie von 1918. — Med. Klinik 1919. Nr. 41. — DERSELBE: Lungentuberkulose und Grippe. Zeitschr. f. Tuberkulose. Bd. 30, H. 6. — DERSELBE: Fehlerquellen in der Röntgendiagnostik der intrathorakalen Tuberkulose des Kindes. Zeitschr. f. ärztl. Fortbild. 1925. Nr. 18. — DERSELBE: Über den Einfluß feuchter und trockener Kälte. Ärztl. Rundschau. 1925. Nr. 2. — DERSELBE: Ist die neue WASSERMANNsche Reaktion (Tb. Wa R.) geeignet zur Trennung aktiver und inaktiver Tuberkulose beim Kinde? Münch. med. Wochenschr. 1924. Nr. 36. — DERSELBE: Die Verwendung der Gymnastik in ihren verschiedenen Formen in der Tuberkulosebehandlung. Beitr. z. Klinik d. Tuberkul. Bd. 62, H. 1/2. — DERSELBE: Heilturnen der Schwächlinge. Münch. med. Wochenschr. 1925. Nr. 4. — DERSELBE: Sport und Atmung. Leibesübungen 1925. H. 18. — WIMBERGER, H.: Röntgenologie der Brustorgane bei kindlicher Tuberkulose. Verhandl. d. dtsch. Ges. f. Kinderheilk. Innsbruck 1924. — YLPPÖ, A.: Vorkommen von größeren bronchiektatischen Kavernen bei Kindern. Zeitschr. f. Kinderheilk. Bd. 38, H. 2. — ZAAIJER, I. H.: Zur Therapie der Bronchiektasen. Dtsch. med. Wochenschr. 1926. Nr. 15.